Lisa Lindberg / Christian Haasen
Wenn Cannabis der Seele schadet

Lisa Lindberg / Christian Haasen

Wenn Cannabis der Seele schadet

Hilfe bei Sucht und psychischen Störungen

Walter

Bibliografische Information der Deutschen Bibliothek

Die Deutsche Bibliothek verzeichnet diese Publikation in der Deutschen Nationalbibliografie; detaillierte bibliografische Daten sind im Internet unter http://dnb.ddb.de abrufbar.

Walter Verlag, Düsseldorf

Druck und Bindung: Clausen & Bosse, Leck
ISBN 3-530-40177-3
www.patmos.de

INHALT

TEIL II

TEIL III

TIPPS FÜR ANGEHÖRIGE 120

EINLEITUNG

Kiffen – ein Alltagsphänomen?

Das Gefährliche am Haschisch ist seine Harmlosigkeit.
Helge Timmerberg[1]

Dass der Joint allerorts in Deutschland in den Schulpausen herumgereicht wird, können sich die meisten Erwachsenen kaum vorstellen, auch dann nicht, wenn ihr eigenes Kind mitmacht. Die wenigen Kenntnisse, die sie über die Kultdroge Cannabis besitzen, stützen sich oft auf Pseudowissen aus der eigenen Jugend. Aus den Medien kommen widersprüchliche Botschaften, die kaum zur Orientierung beitragen; Rap und Hip Hop-Songs über das Kiffen stürmen die Charts; an Kioskauslagen lächeln uns bunt bedruckte Blätter an, die den Hanf-Kult verklären. In der Hauptstadt zwischen Bahnhof Zoo und KaDeWe ist es schwieriger, eine Tüte Milch zu kaufen, als einen Bong, und das Sortiment lässt hier nichts zu wünschen übrig. Drogenkonsum wird zur Normalität – fast wie Inline-Skating. Außerdem wird in der öffentlichen Diskussion mit den unterschiedlichsten Begriffen jongliert: Hanf, Haschisch, Marihuana, Grass … – harmlos oder aber medizinisch nützlich: Wer schafft es noch, da durchzublicken?

Laut einer Umfrage beziehen Jugendliche die wichtigsten Informationen über Drogen wie Cannabis aus Quellen, die sogar ihnen selbst als unzuverlässig erscheinen[2] – ein Beweis, dass die Gesellschaft in ihrer Aufklärungspflicht kläglich versagt hat. So ist es auch kein Wunder, dass Cannabis ein durch und durch positives Image besitzt, im Gegensatz etwa zu Tabak, der mehr und mehr – zu Recht – geächtet wird. Weil eingeatmete Cannabisprodukte aber noch mehr Teer und Krebs erregende Stoffe enthalten als Tabak, ist eine derart positive Beurteilung schwer nachzuvollziehen.[3] Dass dann andere Risiken genau so wenig zur Kenntnis genommen werden, versteht sich von selbst.

Die Mehrzahl der Drogenprobleme wird nicht im Bahnhofsmilieu oder auf der Straße durchlitten, sondern im häuslichen, bürgerlichen Schutzraum. Was Cannabis betrifft, sind die Betroffenen vorwiegend Schüler, Auszubildende oder Studenten; die Eltern kommen aus allen Gesellschaftskreisen und sind z. B. Lehrerinnen, Pastoren, Anwälte, Ärzte, Drogenberaterinnen ebenso wie Facharbeiter, Krankenschwestern oder Geschäftsleute, Polizisten, Computerfachleute oder Inhaber von Werbeagenturen. Manche sind allein erziehend, viele hatten eine heile Familie, und fast niemand hätte gedacht, dass so etwas in der eigenen Familie passieren könnte. »Aus ganz normalen Familien kommen ganz normale Süchtige« – so lautet ein Sinnspruch der Angehörigenselbsthilfe,[4] der die Realität treffender nicht beschreiben könnte. Eine Realität, die weder von Expertenaussagen noch Medienberichten, die zu gerne das Pathologische herauskehren, widergespiegelt wird. Bis heute ist es ein landläufiger Irrglaube, dass ein Drogenproblem nur bei sozial schwachen Familien vorkommt, in denen die Erziehung versagt hat und wo es Missbrauch oder Vernachlässigung gibt – ein Irrglaube, der Diskriminierung und Stigmatisierung von Betroffenen und ihren Familien einen idealen Nährboden bietet.

So ist es auch kein Wunder, wenn ein Drogenproblem in der Familie nicht erkannt, sondern zunächst verdrängt wird. Dies trifft auch auf andere psychische Störungen zu – beides sind Tabuthemen, über die der allgemeine Wissensstand entsprechend niedrig ist. Sollte das eigene Kind dann doppelt betroffen sein, d. h. durch eine Abhängigkeit und eine zweite psychische Störung, ist die Ratlosigkeit der Angehörigen verständlicherweise um so größer.

In der Schule werden psychische Störungen im Zusammenhang mit einem Cannabisproblem auch meist nicht erkannt. Das Problem liegt nicht unbedingt darin, dass man nicht hinschaut, sondern es ist vielmehr ein Problem fehlender Kompetenz – ein Mangel, der auch bei vielen Fachleuten, z. B. bei den niedergelassenen Ärzten, Psychologen oder Sozialpädagoginnen zu verzeichnen ist. Diejenigen, die sich mit Kindern, Jugendlichen und jungen Erwachsenen beschäftigen, haben sich nur selten während des Studiums oder der Ausbildung das nötige Basiswissen angeeignet, sondern müssten sich um die entsprechende Kompetenz aktiv bemühen, sich informieren und weiterbilden, was jedoch nicht jeder tut.

Dieses Buch will dazu beitragen, Wissenslücken in Bezug auf Cannabisabhängigkeit im Zusammenhang mit anderen psychischen Störungen zu schließen, damit diese oft parallel auftretenden Störungen so früh wie möglich erkannt und fachgerecht behandelt werden können. Dies ist auch wichtig für die Bezugspersonen, seien es Eltern, Geschwister, Verwandte, Freunde und Freundinnen, Arbeitgeber oder Lehrer und Lehrerinnen, damit dem Kranken die Unterstützung und Begleitung zuteil werden können, die bei der Genesung von unschätzbarem Wert sind.

Wir verzichten auf die Bezeichnung *Doppeldiagnose* und sprechen von *doppelter Betroffenheit*. Obwohl die Sucht und die Parallelstörung in Wechselwirkung zueinander stehen, gibt es keine andere Möglichkeit, als die jeweiligen Störungen separat zu betrachten: wie bei einer Grippe, deren einzelne Symptome, wie z. B. Husten oder Schnupfen, auch vereinzelt betrachtet und behandelt werden müssen. Die gegenseitige Verflechtung wird jedoch soweit möglich mit berücksichtigt.

Das Buch will nicht darüber entscheiden, welche Störung zuerst aufgetreten ist und welche die andere Störung nach sich gezogen oder möglicherweise verursacht hat. Wir wollen uns auf die Annahme einigen, dass einige Störungen oder die Neigung dazu schon vorher vorhanden sein könnten, genauso wie es möglich ist, dass der Drogenkonsum die Entstehung solcher Störungen begünstigen oder beschleunigen kann.

Wie die Drogenwelle nach Deutschland überschwappte

Ein haarbreiter Unterschied,
und Himmel und Erde sind getrennt!
Wollt ihr die Wahrheit klar vor euch stehen sehen,
so seid nie »für« oder »gegen«.
Der Konflikt zwischen »für« und »gegen«
ist die schwerste Krankheit des Geistes.

Seng-Ts'an, Hsin-Hsin Ming

Seit Jahrtausenden berauscht sich der Mensch, je nach Kultur, mit den unterschiedlichsten Mitteln. Die Opiumsucht wurde durch die ärztliche Verschreibungspraxis opiathaltiger Medikamente sogar in Deutschland in der ersten Hälfte des 20. Jahrhunderts – hauptsächlich in der Mittelschicht – zu einem Problem. Der Konsum anderer Rauschmittel als Alkohol, besonders bei Jugendlichen, ist jedoch ein relativ junges Phänomen.

Die sog. Drogenwelle entstand in den akademischen Kreisen der USA der sechziger Jahre, vor allem in der Universität Berkeley, aus welcher die bis heute berühmt-berüchtigten Vorreiter der Drogenkonsumenten ursprünglich kamen. Sie waren in der Forschung tätig und testeten mit Vorliebe psychedelische Substanzen in Selbstversuchen. Schon recht früh verließen sie das akademische Milieu und widmeten ihr gesamtes Leben der Erforschung und Promotion von Drogen. Noch heute werden diese Drogengurus, vor allem der inzwischen verstorbene Timothy Leary, von jungen Kiffern als Vorbild verehrt.

Besaßen die Urhippies noch so etwas wie eine politische Mission und lehnten das bürgerliche, technokratische Leistungsprinzip ab – die berühmten Sit-Ins an der Universität Berkeley wurden weltweit bekannt –, verbreitete sich die Hippie-Bewegung schnell in allen Gesellschaftsschichten und wurde zu einem Massenphänomen mit einer eher schlichten und weniger intellektuellen Botschaft: friedliches Beisammensein im Nichtstun. Die psychedelischen Drogen und vor allem auch Haschisch mit seinen entspannenden, pastellfarbenen, blumigen Rauscherlebnissen passten haargenau zum neuen Lebensgefühl. Dieses kam nicht nur in einem neuen Look zum Ausdruck – mit Stirnband zusammengehaltene lange Haare, schlottrige, wallende Kleidung, Jesuslatschen und reichlich Ethnoketten um Hals und Handgelenk –, sondern auch in der Musikszene, in psychedelischen und Friedenssymbolen als Poster und Aufkleber, oder Parolen, die jeden abgewrackten, bunt bemalten VW-Bus schmückten. Das Schlagwort »Make love, not war!« konnten die Blumenkinder Ende der sechziger Jahre in Massendemonstrationen gegen den Vietnam-Krieg politisch einsetzen.

Schnell schwappte die Drogenwelle ins Deutschland der sechziger Jahre über, die geprägt waren von einer beispiellosen Umbruchstimmung: die Studentenaufstände der sog. 68er. Es entstand ein Gefühl der Freiheit; man lehnte die biedere und solide Aufbauphase der Nachkriegszeit ab und versuchte, die verschiedensten gesellschaftlichen Facetten miteinander zu verschmelzen: den US-Import Hippie-Bewegung, die sexuelle Revolution und mehr oder weniger radikale linke politische Strömungen. Deren Anhänger fühlten sich durch ein gemeinsames Ritual miteinander verbunden: das Kreisen eines Joint, der gemeinsam in den sog. Kommunen – der Urform der WG – konsumiert wurde. Das Haschischrauchen wurde zum ideologischen Symbol derer, die die Welt verändern und alles geschwisterlich miteinander teilen wollten: das letzte Hemd, die abzulehnenden Güter des bürgerlichen Wohlstandes sowieso und die offene Liebe. Die Droge, die die Selbstlosen und Friedliebenden vereint – wer könnte etwas dagegen haben?

Doch die Flower-Power-Droge sollte hierzulande nicht nur den Blumenkindern vorbehalten bleiben. Sie begleitete vielmehr auch die damalige politische Auseinandersetzung. Schlagworte wie »Zerschlagt den Staat mit dem Joint in der Hand, in der rechten das Gewehr, in der linken den Joint!« machen dies deutlich. Zeitzeugen berichten über Genossen, die mit einem Joint in der Hand und einem »Mollie« (Molotovcocktail) unter dem Arm in ihre Autos stiegen, um diesen im Fahren gegen eine amerikanische Bank oder eine Geschäftsstelle zu werfen.[5]

Eltern der renitenten Jugendlichen berichten, wie sie schon damals miterleben mussten, was die Flower-Power-Droge ihren Kindern antat, wie sie sie nicht nur friedlich machte, sondern das Wesen der Kinder veränderte und ihnen psychische Schäden zufügte. Doch wo sollten die Eltern der ausgeflippten, uneinsichtigen Kinder mit dem Problem hin? Das medizinische Hilfesystem war nicht ausgebildet, das Problems zu lösen – das neue Gebiet musste erst durch »learning by doing« erschlossen werden. Die Versorgung der Süchtigen führte ein Schattendasein und wurde erst allmählich z. B. in die stationäre und ambulante psychiatrische Versorgung mit einbezogen.

Die Gründe für Sucht und psychische Erkrankungen wurden zu jener Zeit fast ausschließlich in familiären Defiziten und in erblicher Belastung vermutet (Prädisposition bzw. Prämorbidität). Die Schuldzuweisungen an Angehörige haben zu der Diskriminierung und Stigmatisierung psychischer Störungen, vor allem der Psychose und der Sucht beigetragen, was bei den Angehörigen zu Gefühlen von Scham und Hilflosigkeit führte, die mit großen Schuldgefühlen und Selbstvorwürfen einhergingen. Im Drogenbereich kam noch hinzu, dass die ersten Drogenberatungsstellen, die noch von der derzeitigen Ideologie geprägt waren, sich auf Heroin spezialisiert hatten, Haschisch aber meistens verharmlosten. Dort wurden Eltern von Haschischsüchtigen weggeschickt, weil niemand die Probleme ernst nahm.

Nachdem etliche ehemalige Rauchbombenleger seit Ende der achtziger Jahre den Zusammenbruch des Ostblocks als Symbol für das komplette Versagen der sozialistischen Ideen verstanden, das Palästina-Tuch und den Che Guevara-Parka gegen Nadelstreifenanzug ausgetauscht und stattdessen angefangen hatten, an der Börse zu spekulieren, blieb den Linientreuen fast nur noch eine letzte Bastion, in der sie intellektuell provozieren konnten: die Drogen.

Manche sahen es nun als ihre Berufung, sich – entsprechend den »Lehren« der amerikanischen Drogengurus – für eine freizügige Drogenregelung zu engagieren, besonders in Bezug auf Cannabis. Gerade was die Einstellung gegenüber Cannabis betrifft, teilte sich die öffentliche Meinung infolgedessen in zwei Lager: »für« und »gegen«.

Einige wenige Leute haben dazugelernt und distanzieren sich von der ehemaligen Sichtweise: »Wir haben in manchen Artikeln Drogen glorifiziert. Dafür entschuldige ich mich. [...] Was kann ich tun, um es wieder gutzumachen? Ich würde sagen, warnen. Wir sind älter geworden und, im Gegensatz zu Timothy Leary, auch weiser.«[6] Und das ist gut so: Schon angesichts des sinkenden Einstiegsalters und der daraus resultierenden erhöhten Risiken ist es an der Zeit, sich von der ideologischen Polarisierung zu trennen. Sie macht keinen Sinn mehr: Auch Skin Heads aus der rechten Szene »drehen Tüten«; einzelne CDU-Politiker setzen sich im Internet für die Legalisierung von Cannabis ein, während einige Grüne oder Linke dagegen sind. Die Polarisierung der Cannabisfrage in »für« und »gegen« und eine damit verbundene politische Zuordnung sind wenig hilfreich und nicht zeitgemäß. Beides sollte zu Gunsten gemeinsamer Anstrengungen aufgegeben werden, ganzheitliche und effektive Präventions- und Behandlungsmethoden zu entwickeln und diese praktisch umzusetzen.

Cannabiskonsum und psychische Störungen – ein Rückblick

Die Diskussion darüber, ob chronischer Cannabismissbrauch zu psychischen Störungen, vor allem zu einer Schizophrenie führen kann, ist so alt wie widersprüchlich.

In den arabischen Ländern des mittleren Ostens und Nordafrikas sowie im Iran gilt es als Volkswissen, dass schwerer chronischer Cannabismissbrauch zu psychotischen Symptomen, d. h. zu Symptomen der Schizophrenie führen kann. In der älteren englischen Literatur wird dies »Hemp Insanity« genannt – ein Ausdruck, der ursprünglich aus Indien stammt und »Hanfwahnsinn« bedeutet.

Schon 1845 berichtete ein französischer Arzt von Halluzinationen und Wahnvorstellungen, die er bei akuten Cannabis-Vergiftungen beobachtete, die durch eine hohe Dosis Cannabis hervorgerufen worden waren.[7] Dass solche Fälle eher in Nordafrika und in den arabischen Ländern beobachtet wurden als in Indien, mag damit zusammen hängen, dass in Indien vorwiegend die als mild geltende »Ganja« konsumiert wird, während im Nahen und Mittleren Osten vorzugsweise »Cannabis Resin« konsumiert wird, d. h. aus dem Harz gewonnenes Haschisch, das wesentlich stärker ist.

Schon im 19. Jahrhundert gab es in der Fachliteratur Hinweise dafür, dass starke Haschischsorten im Gegensatz zum Haschischpulver, das nicht aus dem abgesonderten Harz, sondern aus den getrockneten Blüten und Blättern gewonnen wird und nicht so hochwirksam ist, stärkere negative Auswirkungen hervorrufen. In Nordafrika hatten die dort beobachteten Haschisch-Psychotiker täglich zwei bis sechs Gramm Haschisch konsumiert,[8] eine Menge, die 10 bis 30 westlichen Marihuana-Joints entsprochen hätte. Damals lag der THC-Gehalt[9] von Marihuana allerdings bei nur etwa 2–3%.

Hier in Deutschland wurden in den siebziger Jahren, als Cannabisgebrauch erstmals relativ weit verbreitet war, über stark erhöhte Aufnahmezahlen von Cannabispatienten aus dem ganzen Bundesgebiet sowie aus Österreich und der Schweiz berichtet.[10]

Die ersten deutschen Studien aus den siebziger Jahren ergaben, dass ein großer Anteil (15%) junger Drogenkonsumten psychotische Symptome entwickelte. Die größte Gefährdung lag bei Cannabis und LSD, gefolgt von Meskalin, während bei Opiaten nur eine geringfügige psychoseerzeugende Wirkung festgestellt wurde.[11]

Eine ganzheitliche Betrachtung von Sucht im Zusammenhang mit einer anderen psychischen Störung als parallel auftretende Störungen entwickelte sich erst in den achtziger Jahren in den USA. Ursprünglich wurde dieser Ansatz bei doppelt betroffenen Alkoholabhängigen angewendet und erst später auf illegale Drogen ausgeweitet. Hier in Deutschland hat dieser Ansatz seit den frühen neunziger Jahren allmählich Fuß fassen können, doch bis heute ist die psychiatrische und psychotherapeutische Versorgung auf dieser Basis nicht bundesweit gewährleistet.

Die Mitglieder der Elternorganisationen beobachten seit einigen Jahren, dass die doppelte Betroffenheit durch Substanzabhängigkeit und eine parallele psychische Störung zunimmt. Es gibt jedoch zur Zeit keine gültigen Erhebungen, die Aufschluss geben könnten, ob die Zahl der jungen Menschen mit der doppelten Betroffenheit Cannabiskonsum – psychische Störung zugenommen hat.

TEIL I

CANNABIS, ABHÄNGIGKEIT UND PSYCHISCHE STÖRUNGEN

CANNABIS UND ABHÄNGIGKEIT

1. Cannabis, Haschisch oder Hanf – Basiswissen

Cannabis (sativa oder *indica)* ist eine mindestens etwa 70 cm bis über 5 m hohe einjährige Pflanze, die in den gemäßigten oder warmfeuchten subtropischen Zonen ohne viel Pflege gedeiht. Zur Drogenherstellung wird das Harz der weiblichen Pflanze verwendet *(Haschisch)* oder die Blüten und die siebenfingrigen Blätter getrocknet *(Grass, Marihuana)*. Oft wird das Rauschmittel *Hanf* genannt, was irreführend ist, denn Hanf ist die Bezeichnung für eine Faser- und Nutzpflanze, die keinen psychoaktiven Wirkstoff enthält und keinen Rausch erzeugt.

Das Rauschmittel Cannabis enthält ca. 420 verschiedene chemische Inhaltsstoffe – 80 davon sind psychotrope Substanzen, sog. *Cannabinoide,* d.h. diese Inhaltstoffe können eine psychische Rauschwirkung hervorrufen. Durch das Erhitzen entfaltet sich erst die psychoaktive Wirkung, und es entstehen noch weitere Rausch erzeugende Wirkstoffe. Die wichtigste psychoaktive Substanz hat die chemische Bezeichnung *Delta–9–Tetra–hydro–cannnabinol* oder kurz *THC.*

Traditionelle Anbauländer der Rauschpflanzen sind Pakistan, der Libanon, Marokko, die Türkei, Afghanistan, Nepal und Indien. Auch in den USA, hauptsächlich in Kalifornien, und in vielen südamerikanischen Ländern werden Cannabispflanzen zum Drogengebrauch angebaut.

Vor allem diejenigen, die keine Konsumerfahrung besitzen, haben oft falsche Vorstellungen von Cannabisprodukten und glauben, diese seien in ihrer Wirkung mehr oder weniger einheitlich und relativ mild. Qualität bzw. Stärke können jedoch sehr unterschiedlich sein, was sich im Preis und in der Intensität der berauschenden Wirkung niederschlägt.

Die Herstellung von Haschisch, das in guter Qualität eine starke halluzinogene Wirkung entfaltet, ist mühselig und zeitaufwändig und setzt traditionelles Wissen voraus, das im westlichen Kulturkreis meist nicht vorhanden ist. Aus 100 Kilo geernteter Pflanzenteile kann nur 1 Kilo Haschisch gewonnen werden, und so werden für den Anbau riesige Flächen benötigt. In Marokko, woher das meiste nach Europa eingeschmuggelte Haschisch stammt, werden Cannabispflanzen schätzungsweise auf einer Fläche von 80 000 Hektar angebaut. Abgelegene und schwer zugängliche Anbaugebiete liegen z. B. in den kargen Bergschluchten des Rif-Gebirges im Norden Marokkos, wo sie von den Einheimischen bewacht und gegen Fremde abgeschirmt werden. Trotz der widrigen Bedingungen gedeihen die Pflanzen dort ohne Probleme.[12]

Kalifornische Züchter fingen in den siebziger Jahren an, Cannabispflanzen afghanischen Ursprungs zu kultivieren. Durch spezielle Anbautechniken und Klonen der weiblichen Pflanzen gelang es ihnen, den THC-Gehalt der Pflanzen so weit zu erhöhen, dass das aus ihnen gewonnene Marihuana, d. h. die getrockneten Blütenspitzen der weiblichen Pflanze, eine genauso starke Rauschwirkung besaß wie Haschisch. Dies war auch deshalb erwünscht, weil die Anbaufläche möglichst klein gehalten werden musste, um nicht aufzufallen. Die kalifornische *Sinsemilla* besitzt seit mindestens einem Jahrzehnt einen durchschnittlichen THC-Gehalt von etwa 10%.

Als Cannabiskonsum zum Massenphänomen wurde, haben europäische Erzeuger dies als äußerst lukrativen Markt entdeckt. Heute wird der deutsche Markt zum großen Teil aus den Niederlanden und zum Teil auch aus der Schweiz mit Cannabisprodukten versorgt, wo die Pflanzen im großen Stil – z. B. in der Schweiz auf 400–500 Hektar – kultiviert werden.[13] In Deutschland konsumieren Jugendliche heute hauptsächlich Grass oder Marihuana, das aus diesen Ländern eingeschmuggelt wurde. Die Versorgung aus diesen Quellen ist bundesweit gewährleistet.

Der THC-Gehalt von Marihuana beträgt heute durchschnittlich 10% und ist so stärker als von Haschisch, dessen durchschnittlicher THC-Gehalt 8,5% beträgt. Einige im Jahr 2003 beschlagnahmte Proben besaßen einen THC-Gehalt von nur 0,2%, während die Spitzenwerte einzelner Proben um 20% betrugen.[14] Die stark erhöhten THC-Werte beziehen sich laut dem Europäischen Drogenbericht 2004 nur auf einige holländische Marihuana-Sorten.[15]

Die Vermarktung der Cannabisprodukte geht zum Teil mit einer hochgradig kriminellen Infrastruktur einher. Sie geschieht nicht nur über die einzelnen Privatkonsumenten, die bei den Grenzkontrollen erwischt werden. Es ist heute längst nicht mehr so, dass einzelne »Punker« durch ihre Beziehungen zu traditionellen Anbauländern zu hochwertigem Haschisch kommen. Es geht vielmehr um ein Millionengeschäft, das mit weltweiten Verbindungen operiert und straff organisiert ist.

Was sich in den letzten Jahren grundlegend geändert hat, ist die steigende Anzahl derer, die ihre Cannabispflanzen selbst ziehen. Diese Pflanzen haben mit Hanf, der Faserpflanze, überhaupt nichts gemeinsam. Wie oben erwähnt, sind die in Holland angebotenen Hybride mit Spitzenwerten von etwa 20% THC-Gehalt besonders stark.[16] Surft man auf den einschlägigen holländischen Websites, so sind Angebote von Samen und Hybriden für Pflanzen mit einem derart hohen THC-Gehalt keine Seltenheit, sondern bei fast jedem Anbieter erhältlich. Einzelne Anbieter geben außerdem an, dass sie die hohen Werte nicht nur durch Klonen, sondern durch die Anwendung von Gentechniken erreicht haben. Bei der Aufzucht werden dem Hobbyzüchter keine besonderen Kenntnisse oder Fertigkeiten abverlangt, die er z. B. brauchen würde, um das Harz für Haschisch mühselig zu extrahieren. Er kommt relativ leicht durch die Anwendung von hydroponen Anbautechniken,[17] für die er entsprechende Anleitungen mitgeliefert bekommt, und das Befolgen von einigen wenigen Tipps fürs Trocknen an ein Produkt, das genauso stark wie Haschisch ist.

Der Verkauf der Hybride und der Samen der Rauschpflanze ist in Deutschland verboten, dennoch gibt es im Internet ein reichhaltiges Angebot, und aus diesen Quellen können die unterschiedlichsten Züchtungen bequem und unauffällig bestellt werden, komplett mit Anbauanleitungen und »Grow-Out-Set«.

Wie wird gekifft?

Die psychogene Wirkung von Cannabis entfaltet sich erst durch Erhitzen der Produkte. Haschisch, das bereits während des Herstellungsprozesses erhitzt wird, kann z. B. in Joghurt eingerührt werden. Haschisch und Marihuana können in Speisen, Tee oder Backprodukte eingemischt und gegessen oder getrunken werden. Diese Konsumform ist jedoch nicht beliebt, weil ein durch orale Einnahme erfolgter Rausch schwer einzuschätzen ist und aus diesem Grund unerwünscht intensiv werden kann.

Außer Rauchen eines sog. *Joint,* einer mit Grass oder Tabak-Haschisch-Gemisch gefüllten Zigarette – auch *Tüte* genannt –, ist das Inhalieren der Dämpfe durch eine *Wasserpfeife* oder einen sog. *Bong,* zunehmend beliebt und wird besonders von jungen Männern bevorzugt. Andere Konsumformen, wie z. B. das Rauchen durch ein *Shillum* oder das sog. *Eimerrauchen*, sind weniger verbreitet.[18]

Es hat sich ein Riesenmarkt um die verschiedensten zum Kiffen benötigten Utensilien entwickelt, und die Produkte werden nicht nur im Internet, sondern in beinahe jeder Stadt in den sog. *»Head Shops«* legal vertrieben.[19]

Wie wirkt der Cannabisrausch?

> »Ein paar Züge aus dem Bong,
> und du weißt nicht mehr, wo du bist«.
> *Ein Haschischraucher*

Die Cannabiswirkstoffe wie z. B. THC sind nicht wasserlöslich, sondern binden sich nur in fetthaltigem Gewebe, wie z. B. im Gehirn, in der Lunge, in der Milz und in den Sexualorganen und sind erst innerhalb von 3–4 Wochen nach dem Konsum komplett abgebaut. Regelmäßiger Konsum führt dazu, dass sich der Wirkstoff im Gewebe auf Grund des langsamen Abbauprozesses ansammelt, und es kommt zu einer Ablagerung von THC.

Dass der Körper selbst drogenähnliche Substanzen produziert, ist hinlänglich bekannt. Opiatähnliche Substanzen z. B. sind die Endorphine. Körpereigene Substanzen, die den Cannabinoiden ähneln, die sog. Endocannabinoide, wurden erst Anfang der neunziger Jahre entdeckt. Die wichtigsten Endocannabinoide sind die sog. *Anandamine* und *2-arachidonylglycerol.* Anandamine sind Botenstoffe im Gehirn, die u.a. das Hunger- und Schmerzgefühl regulieren. Nur aufgrund der Endocannabinoide kann sich die Wirkung von Cannabis im Gehirn entfalten. Aus diesem Grund werden die Endocannabinoide THC-Rezeptoren genannt: das THC, der Hauptwirkstoff, verbindet sich damit und kann dadurch seine Rauschwirkung im Gehirn entfalten.

Die maximale Rauschwirkung wird in 30 bis 60 Minuten erreicht. Die Wirkung wird individuell unterschiedlich erlebt – auch jedes Rauscherlebnis ist anders. Je nachdem kann der Rausch dämpfend, beruhigend und euphorisierend wirken, während man aber gleichzeitig das trügerische Gefühl hat, dass die Wahrnehmung noch ganz klar sei. Das Zeitgefühl schwindet, und man hat intensive Sinneseindrücke: Farben, Musik, Sexualität und Geschmacksempfindungen etwa können im starken Rausch intensiver und genussvoller oder auch völlig verändert wahrgenommen werden. Im starken Rausch ist es z. B. möglich, Musik in Farben zu sehen, was darauf hindeutet, dass die Synapsen, die Sinnesreize und Wahrnehmungen übermittelnden Kontaktstellen der Nervenzellen im Gehirn, quer- oder fehlgeschaltet werden, wodurch die als einzigartig empfundene Sinneswahrnehmung hervorgerufen wird. Das sind allerdings noch reine Hypothesen – die Mechanismen, durch die Cannabinoide das Gehirn beeinflussen, sind weitgehend unbekannt.

Die Dauer der Rauschwirkung hängt von der Dosis ab: Ist die Dosis klein, so dauert die Wirkung nur ein paar Stunden – bei oral eingenommenem Cannabis-Produkt jedoch doppelt so lange. Der THC-Gehalt im Blut nimmt rapide ab, teils, weil THC durch den Stoffwechsel in sog. Metabolite umgewandelt wird, und teils, weil es ins Fettgewebe eingeht. Es gibt sowohl psychoaktive als auch nicht psychoaktive Stoffwechselprodukte des THC. Die psychoaktiven Metabolite sind kurzlebig, während die nicht psychoaktiven Substanzen noch Tage bis Wochen im Blut festgestellt werden können.[20]

Cannabisrausch – negative Auswirkungen

Die Rauschwirkung kann auch eine negative Wirkung entfalten, d. h. die intensivierten Empfindungen sind nicht angenehm und lustvoll, sondern beängstigend und qualvoll. Die Intensität der negativen Rauscherlebnisse ist dosisabhängig. Bei einem starken Cannabis-Rausch kann das Bewusstsein stark verändert werden – bei einem sog. *Horrortrip* oder *Bad Trip* ist die verzerrte Sinneswahrnehmung albtraumhaft und in einem hohen Maße beängstigend. Ein solches Erlebnis ist mit akuten schizophrenen Symptomen weitgehend identisch. Vereinzelt können solche Erlebnisse nach dem Rausch noch bestehen bleiben, klingen meistens jedoch spätestens in einigen Tagen ab. In seltenen Fällen können sie aber in eine Psychose münden.

Es gibt vereinzelt Konsumenten, die bei jedem versuchten Konsum Gefühle von Paranoia erleben. Diese Menschen hören dann natürlich meist auf, Cannabis zu konsumieren.

Manchmal können Gefühle zeitlicher oder räumlicher Orientierungslosigkeit und Verwirrtheit auftreten, deren Ausprägung von der Dosis abhängig ist und die Stunden bis zu einigen Tagen dauern können. Sprach- und Gedächtnisstörungen, starke Gefühlsschwankungen und Unsicherheit hinsichtlich der eigenen Identität sind andere Auffälligkeiten, die beobachtet werden. Halluzinationen und Wahnvorstellungen sind weitere negative Auswirkungen, die auftreten können.

Ähnliche Konsumfolgen konnten auch unter experimentellen Bedingungen nachgewiesen werden. Nachdem Testpersonen, bei denen keine Vulnerabilität, d. h. keine erhöhte Gefährdung durch eine besondere psychische Anfälligkeit vorlag, verschiedene Dosismengen Cannabis-Wirkstoff delta-9-THC eingenommen hatten, traten bei ihnen nach Rauschausklang schizophrenieähnliche Symptome auf, wie z. B. Misstrauen, ungewöhnliche Gedanken und Paranoia, Denkstörungen, Gefühlsabstumpfung, verminderte Spontaneität sowie Aufmerksamkeits- und Gedächtnisprobleme. Die Symptome dauerten eine halbe bis zu einer Stunde lang, hatten aber keine Langzeitfolgen.[21]

Die jüngsten internationalen Studien haben ergeben, dass 10%–15% der Cannabiskonsumenten psychotische Symptome entwickeln, wie z. B. paranoide Ideen, Ich-Störungen, Stimmenhören oder Verfolgungswahn.[22] Normalerweise klingen solche Symptome nach Konsumbeendigung in einigen Stunden bis Tagen ab. Sie sollten jedoch ernst genommen und genau beobachtet werden, damit sie, falls nötig, ärztlich behandelt werden können.

Eine relativ oft beobachtete negative Wirkung ist das Entstehen von Angst- und Panikgefühlen. Natürlich kommen solche Zustände bei unerfahrenen Konsumenten öfter vor, doch eine solche Wirkung ist auch bei erfahrenen Konsumenten nichts Ungewöhnliches. Auch hier ist die Intensität dosisabhängig. Bei der Entstehung spielen mehrere Faktoren eine Rolle, z. B. der anfängliche seelische Zustand bzw. die jeweilige Stimmung sowie die soziale Umgebung während des Konsums. In den Konsumentenkreisen ist das gelegentliche Auftreten von Angstgefühlen und Panikattacken sehr wohl bekannt und ist auch in einem wissenschaftlichen Experiment nachgewiesen worden. In einer Untersuchung berichteten 22% der Konsumenten, dass sie schon mindestens einmal eine derartige negative Konsumfolge erlebt haben. Obwohl nur von kurzer Dauer, können solche Angstreaktionen äußerst bedrängend sein und den Konsumenten veranlassen, entweder die Dosis sorgfältiger zu kontrollieren oder den Konsum ganz aufzugeben.[23]

Ein sog. *Flash Back* ist ein unerwartet wiederkehrendes Rauscherlebnis, das Wochen bis Monate nach dem letzten Konsum auftritt und als sehr belastend empfunden werden kann. In einer leichteren Form treten solche Phänomene, deren Ursachen bisher noch nicht geklärt werden konnten, relativ oft vor, in einer schweren Form seltener.

Es wird vermutet, dass Personen, die psychisch oder physisch geschwächt sind, sei es durch Krankheit, Fehlernährung, Schlaflosigkeit oder den zusätzlichen Konsum anderer Drogen, eher zu negativen Rauschreaktionen neigen. Dennoch können solche negativen Wirkungen auch bei psychisch und physisch stabilen Personen auftreten, die keine anderen Drogen konsumieren. Eine solche Cannabiswirkung kann sowohl für den Betroffenen als auch für einen Beobachter eine sehr beängstigende Erfahrung sein.

Langzeitkonsum und negative Auswirkungen

Eine der am meisten verbreiteten negativen Auswirkungen von Cannabis sind Schlafstörungen. Schon moderate Kiffer können im Laufe der Zeit Einschlafschwierigkeiten bekommen. Bei starkem Konsum kann der Zustand chronisch werden, und aus diesem Grund wird dann abends vor dem Schlafengehen vorsorglich noch einmal eine »Tüte«

gedreht. Darüber hinaus kann chronischer Cannabismissbrauch zu erhöhter Müdigkeit führen, was in Verbindung mit der Schlafstörung die Leistungsfähigkeit stark beeinträchtigt.

Bei längerem, regelmäßigem Konsum kann bei einigen Konsumenten das sog. *amotivationale Syndrom (AMS)* auftreten: Der Betroffene vernachlässigt zunehmend seine Verpflichtungen, wird gleichgültig bis apathisch und verliert das Interesse an Dingen, an denen er bisher Freude hatte. Er leidet an mangelnder Initiative und Motivation, hat zwar Ziele, die aber häufig wechseln, weil er kein Durchhaltevermögen besitzt und deshalb nicht langfristig auf seine Ziele hinarbeiten kann. Diese Defizite sind oft verbunden mit weiteren Beeinträchtigungen wie z. B. Konzentrationsschwäche, niedriger Frustrationsschwelle und der Schwierigkeit, sich an neue Situationen anzupassen.[24]

Es ist nicht einfach, das AMS wissenschaftlich zu beweisen. Doch das Syndrom wird überall auf der Welt, auch hierzulande, von Suchtfachleuten beobachtet, die mit Cannabis-Konsumenten arbeiten.

Junge Cannabiskonsumenten gaben in einer Befragung wesentlich mehr Negativerfahrungen an als Alkohol konsumierende Jugendliche, so z. B. Schlafstörungen, depressive Verstimmungen, Lustlosigkeit und Konzentrationsprobleme. Darüber hinaus berichteten Cannabiskonsumenten über soziale Probleme, wie z. B. schlechtere Schulleistungen, Verlust von Freunden als Folge eines veränderten Freundeskreises sowie Konflikte mit ihren Eltern.[25] Solche schädlichen Konsumfolgen wurden von ihnen aber nicht zur Kenntnis genommen, sondern ignoriert; es kam zu keinerlei Einsicht und zu keinem erhöhten Risikobewusstsein.

Psychologische und psychosoziale Folgen bei Heranwachsenden

Die Rauschwirkung von Cannabis setzt die Konzentrations- und Merkfähigkeit und die Gedächtnisleistung herab und beeinträchtigt die Fähigkeit, neue und komplexe Situationen zu analysieren und Planungen vorzunehmen. Solche durch einen Rausch verursachten Beeinträchtigungen dauern jedoch nur maximal vier bis fünf Stunden.

Bei intensivem, regelmäßigem Konsum dauern die kognitiven Beeinträchtigungen jedoch noch bis zu drei bis vier Wochen nach Konsumbeendigung an.[26]

Es gibt Grund zu der Annahme, dass wiederholter Konsum, d. h. einmal bis mehrmals täglich, zu einer Beeinträchtigung der gesamten Persönlichkeit führen kann. Systematische klinische Beobachtungen ergeben ein Persönlichkeitsbild, das geprägt ist durch mangelnde Fähigkeit, Planungen vorzunehmen oder komplexe Zusammenhänge zu analysieren, fehlende Flexibilität und Gedächtnis- und Konzentrationsstörungen. Daraus entsteht die Schwierigkeit, mit Veränderungen oder neuen Situationen zurechtzukommen. Um dies zu kompensieren, muss der Betroffene zu bestimmten sozialen Strategien greifen, damit er trotzdem ein angepasstes Leben führen kann.[27]

Zu weiteren Defiziten gehören z. B. die Schwierigkeit, sich sprachlich auszudrücken, mehrere Aufgaben gleichzeitig zu bewältigen sowie geminderte Reaktionsgeschwindigkeit und Koordination der sensorischen Motorik.

Eine Beeinträchtigung der oben beschriebenen Funktionen ist in der Entwicklung der Heranwachsenden besonders schädlich. Die Art und Weise, wie Jugendliche ihre Identität wahrnehmen, hängt in einem hohen Ausmaß mit einer befriedigenden Entwicklung jener Fähigkeiten ab.[28] Das bedeutet, dass Cannabiskonsum mit seinen negativen Folgen die Entwicklungsaufgaben in der Adoleszenz nachteilig beeinflussen und stören kann. Sowohl Fachleute, die mit Cannabis konsumierenden Jugendlichen arbeiten, als auch Eltern (und sogar betroffene Jugendliche selbst, nachdem sie clean geworden sind) beobachten, dass Jugendliche, die in dieser Entwicklungsphase schweren Cannabismissbrauch betrieben haben, sehr oft in ihrer Entwicklung zurückgeblieben sind und diese nachholen müssen.

2. Cannabis – über schädlichen Konsum und Abhängigkeit

Cannabiskonsum – ein Massenphänomen

Laut Statistiken[29]

- haben über 9 Mio. Bundesbürger zwischen 12 und 59 Jahren schon einmal Cannabis konsumiert,
- hat sich die Anzahl der Konsumenten seit 1994 fast verfünffacht,
- haben 1,5 Mio. Bundesbürger ein problematisches Konsumverhalten,
- ist ungefähr 1% der Gesamtbevölkerung cannabisabhängig. In einer Großstadt wie Hamburg beträgt die Rate jedoch 3%; in der Altersgruppe 18 bis 24 Jahre sogar alarmierende 9%.[30]
- Es wird geschätzt, dass sich 50 000 Jugendliche im Jahr wegen Cannabisabhängigkeit an eine Beratung oder einen Arzt wenden.

Studien der letzten Jahre aus Hamburg und Frankfurt/M. haben ergeben, dass etwa ein Drittel der Cannabiskonsumten regelmäßig bis intensiv konsumiert. Zählt man die sog. Wochenendkiffer noch dazu, kann man davon ausgehen, dass insgesamt über 40% der Konsumenten regelmäßig zu einem Joint greifen.[31]

Dass Cannabis kein Problem der Randgruppen ist, ergab eine Hamburger Schülerbefragung, nach der gerade die sozial gut gestellten 16- bis 17-Jährigen aus »gutem Hause« deutlich mehr Cannabis konsumieren als andere, die sozial benachteiligt sind und in einem sozial schwachen Stadtteil wohnen.[32] Bei Cannabiskonsum handelt es sich vielmehr um ein Massenphänomen, das gesellschaftsübergreifend verbreitet ist.

Warum fangen Jugendliche an zu kiffen?

> Eltern, Lehrer und die Polizei können sich den Mund fusselig reden. Wir hören nicht auf sie. Mein jüngerer Bruder hört nicht einmal auf mich!
>
> *Eine 18-Jährige*[33]

Nach der Beobachtung der Drogenberatungsstellen sinkt das Einstiegsalter sowohl bei den legalen als auch bei den illegalen Drogen.

Auch die allgemeine Bereitschaft, illegale Drogen, vor allem Cannabis, zu konsumieren, wenn sie einem einmal angeboten werden, ist in der Bevölkerung in den letzten Jahren stark gestiegen.

Cannabis ist die einzige Droge, die bei Jugendlichen ein durchaus positives Image hat. So gilt Cannabis bei Jugendlichen z. B. als natürlich und sogar als »gesund« (trotz der hohen Werte an Teer und krebserregenden Substanzen), ungefährlich und nicht süchtig machend. Die Droge ist relativ preiswert und überall leicht zu beschaffen. Darüber hinaus ist Cannabis allgemein verbreitet und daher meist auch der Peergruppe vertraut – vielleicht sogar »in«. Der Konsum wird von Jugendlichen keineswegs geächtet, sondern weitgehend akzeptiert.[34]

Die durchweg positive Beurteilung mag darauf zurückgehen, dass Jugendliche ihre Informationen über Cannabis vorwiegend aus Quellen beziehen, die sogar bei ihnen selbst als nicht sehr zuverlässig gelten, wie z. B. Freunde, Mitschüler, das Fernsehen oder das Internet. Jugendliche halten zwar die von den Eltern oder von der Schule erteilte Information für wesentlich vertrauenswürdiger, doch scheinen diese Quellen für sie keinen großen Stellenwert zu besitzen. Anderes Informationsmaterial über Drogen wie z. B. Broschüren, Bücher und Zeitschriften fallen bei der Meinungsbildung ebenso wenig ins Gewicht, obwohl auch diese bei den Jugendlichen als sehr zuverlässig gelten.[35]

Das gemeinsame Sich-Berauschen und der Spaßfaktor, der damit verbunden ist, sowie Experimentierlust und Neugierde sind Konsummotive, die von Jugendlichen in den Umfragen am häufigsten angegeben werden. Gerade Cannabis kann starke Glücksgefühle hervorrufen, und das Rauscherlebnis wird von Jugendlichen positiver bewertet als der Alkoholrausch: Etwa 75% der befragten Cannabiserfahrenen gaben an, dass Entspannung die positivste Wirkung von Cannabis sei.[36] Obwohl negative Rauscherlebnisse wie z. B. Angst und Paranoia gerade bei den »Neulingen« relativ oft vorkommen, werden sie meist verschwiegen.

Der Drogenkonsument möchte zunächst vor allem das genussvolle und entspannende Wohlfühl-Erlebnis wiederholen und nicht etwa, wie oft vermutet wird, vor seinen Problemen fliehen.

Schädlicher Konsum und wie sich Abhängigkeit entwickelt

Die fünf Farben blenden das Auge.
Die fünf Töne betäuben das Ohr.
Die fünf Gewürze stumpfen den Geschmack ab.
Rennen und Jagen machen den Geist verrückt.
Kostbare Dinge führen in die Irre.

Lao Tse, Tao Te King

Es gibt ungeschriebene Gesetze, die den Rauschmittelkonsum gesellschaftlich regeln. Diese Regeln sollten heranwachsenden Jugendlichen in der Gesellschaft vermittelt werden und zwar durch die Konsummuster bzw. das Vorbild der Erwachsenen. Sie werden dem Alter und der Reife entsprechend allmählich in einen angemessenen Konsum z. B. von Alkohol eingeführt und sollen dann diese Konsummuster für sich übernehmen.

Bei illegalen Drogen wie Cannabis fehlen die sozial anerkannten Konsummuster, und Jugendliche richten sich hier oft nach den Vorbildern der Peergruppe.

Die überwiegende Mehrzahl der befragten Jugendlichen glaubt, den Cannabiskonsum kontrollieren zu können, und zwar selbst dann, wenn sie mehrmals pro Woche oder sogar jeden Tag konsumieren und als suchtgefährdet gelten. Laut den Befragungsergebnissen besitzen 85% der suchtgefährdeten Jugendlichen kein Risikobewusstsein in Bezug auf ihr schädliches Konsumverhalten.[37]

Es gibt vielfältigste Gründe, die zur Entwicklung einer Abhängigkeit führen können, und diese sehen in jedem individuellen Fall anders aus. Weil aber die Wirkungsmechanismen der Cannabinoide noch nicht entschlüsselt sind, können die Ursachen einer Abhängigkeit von Cannabis auch noch nicht ganz eindeutig nachgewiesen werden. In den folgenden Abschnitten werden einige mögliche Ursachenfaktoren nach den aktuellen Erkenntnissen beschrieben.

Früher Konsum legaler Drogen

Es gibt deutliche Hinweise darauf, dass ein frühes Konsumalter bei den legalen Drogen Alkohol und Tabak, d. h. vor dem 14. Lebensjahr, einen hohen Risikofaktor für eine spätere Entwicklung problematischer Konsummuster bei Cannabis darstellt. Der erste bereits in diesem Alter erfolgte Alkoholrausch sowie eine Nikotinabhängigkeit können zu einem späteren Problemkonsum von Cannabis führen: Laut Statistiken sind 88% der Cannabiskonsumenten Raucher.[38]

Positive Erstreaktion – ein erhöhtes Risiko?

Bei Alkohol kann eine positiv erlebte subjektive Rauschwirkung mit nur geringen negativen Konsumfolgen das Risiko erhöhen, dass eine Person alkoholabhängig wird, wie wissenschaftlich nachgewiesen wurde. In einer der wenigen Studien, in der es um die gleiche Fragestellung in Bezug auf Cannabis ging, wurden Jugendliche im Alter von 14 bis 16 Jahren befragt, wie die Erstwirkung von Cannabis von ihnen wahrgenommenen wurde. Die Testpersonen wurden dann im Alter von 16 bis 21 Jahren ein zweites Mal befragt, um herauszufinden, ob ein ähnlicher Zusammenhang zwischen positiver Erstreaktion und Abhängigkeit besteht wie bei Alkohol. Dies konnte von den Forschern bestätigt werden, wobei sie vermuten, dass eine solche Neigung zur Abhängigkeit auch genetisch bestimmt sein könnte.[39]

Was macht Kiffen so anziehend?

Einige Forschungen haben ergeben, dass die Wahl eines Suchtmittels nicht zufällig ist, sondern nach gewissen Präferenzen erfolgt. So bevorzugen einige Menschen bestimmte Suchtmittel, mögen andere aber nicht. In diesem Zusammenhang wird aber nur selten die Frage gestellt, warum gerade Cannabis auf Jugendliche im Alter von etwa 14 bis 18 Jahren eine fast magische Anziehungskraft ausübt. Warum wird Cannabis in diesem Alter bevorzugt konsumiert? Hat Cannabis gerade in dieser Phase etwa eine günstige Wirkung auf die psychische Befindlichkeit Jugendlicher?

Wir wissen, dass in der Pubertät die innere Gefühlswelt der Jugendlichen von Grund auf erschüttert sein kann. Gerade in dieser Zeit kommt es zu wechselnden, einander widersprechenden und manchmal heftigen Gefühlen von Zu- und Abneigung. Leidenschaftlichkeit, Gefühlsausbrüche zwischen Euphorie und Niedergeschlagenheit sind derart intensiv, wie sie von gesunden Erwachsenen selten empfunden werden. Bietet Cannabis etwa einen geeigneten Regulator gegen die Gefühlsübermacht, indem es die unerwünschten Gefühle dämpft und so den Jugendlichen die Illusion vermittelt, ihre Gefühle kontrollieren zu können, damit sie sich nach außen schützen können? Solchen Fragen ist man bisher kaum nachgegangen, und andere, in den folgenden Abschnitten beschriebene Erklärungsmuster sind vorherrschend.

Abgrenzung und Identitätsbildung – der Einfluss der Peergruppe

Die Bildung schädlicher Konsummuster bei Drogen wie Cannabis kann von einem Bedürfnis Jugendlicher geprägt sein, Grenzen auszutesten und auch zu überschreiten – eine Eigenschaft, die für die Pubertät charakteristisch ist. Die Pubertät stellt eine Entwicklungsphase dar, in der die Jugendlichen sich von Erwachsenen abgrenzen und ihre eigene Identität aufbauen wollen. In dieser Phase möchten sich Jugendliche an der Gruppe der Gleichaltrigen, der sog. Peergruppe, orientieren, sich mit ihnen identifizieren, in die Gruppe integrieren und von ihr anerkannt werden. Die Eigenschaften, die nötig sind, sich einerseits von den Erwachsenen abzugrenzen und andererseits von der Peergruppe anerkannt zu werden, sind weitgehend identisch und harmonieren miteinander, während sie gleichzeitig mit den Erwartungen der Erwachsenen kollidieren. Außer eigener Mode- und Musikrichtungen gehören auffallende bis abweichende Verhaltensweisen ins Repertoire der Abgrenzungsstrategien. Drogenexperimente bzw. gemeinsamer Drogenkonsum gehören zu den Verhaltensmustern, die von Jugendlichen als solche Abgrenzungs- und Integrationsmanöver eingesetzt werden.

Eine Befragung bei Jugendlichen ergab, dass der Einfluss der Peergruppe und die in der Gruppe praktizierten Konsummuster die größten Risikofaktoren darstellen und maßgeblich zur Bildung einer Suchtgefährdung bei Drogen wie Cannabis beitragen. Dies ist besonders dann der Fall, wenn sich Jugendliche häufig mit ihren Freunden treffen und viel gemeinsame Zeit mit ihnen verbringen. Jugendliche gaben in der Befragung auch an, dass der Ausstieg aus dem Konsum von Cannabis mit der Angst einherging, die Freunde zu verlieren.[40] Die Frage, warum sich einige Jugendliche von einer bestimmten Peergruppe angezogen fühlen und bereit sind, riskante Verhaltensweisen zu übernehmen, andere Jugendliche dagegen nicht, ist bis heute nicht befriedigend zu beantworten.

Probleme bewältigen und Stress abbauen

Es wird manchmal vorausgesetzt, dass Drogenkonsum nur für denjenigen riskant sei, der Probleme hat und dann vor seinen Problemen in die Drogenwelt flüchtet.

Gerade die Pubertät verläuft nur selten ohne Probleme, und so kommt es vor, dass auch diejenigen, die anfangs Drogen »nur so zum Spaß« konsumiert haben, mit der Zeit lernen, in den Rausch zu flüchten, wenn die Probleme größer werden.

Es ist denkbar, dass die Gruppendynamik zu einer Steigerung des Konsums führt, wenn z. B. Schulkameraden eine Clique bilden und zusammen bekifft in den Unterricht gehen. Zunächst geht es um den gemeinsamen Spaß, aber allmählich, besonders bei nachlassenden Schulleistungen, könnte der Konsum verstärkt dazu eingesetzt werden, Schulstress abzubauen.

Gerade Jugendliche, die durch die emotionalen Turbulenzen der Pubertät gehen, merken im Laufe der Zeit, dass die dämpfende Wirkung von Cannabis bei der Bewältigung der normalen Alltagsprobleme Unterstützung zu bieten scheint: Liebeskummer tut nicht mehr so weh, Prüfungsangst verflüchtigt sich, Enttäuschungen über schlechte Noten kann man besser wegstecken, man ist »cool drauf« und kann so die Schüchternheit übertünchen usw.

Die Droge wird zu einer ständigen Begleitung, durch die man sich nicht nur in einen euphorischen Rausch versetzen, sondern gleichzeitig – quasi als angenehme Nebenwirkung – Alltagsprobleme dämpfen kann. Dass es sich nur um eine Pseudobewältigung handelt, merken Jugendliche erst, wenn die Probleme immer größer werden.

Vulnerabilität

Die Entstehung psychischer Störungen und so auch der Drogenabhängigkeit wird oft mit dem Begriff *Vulnerabilität* erklärt. Dieser Begriff wird auf S. 53 näher erläutert.

Viele Wissenschaftler vertreten die Ansicht, dass Jugendliche allein auf Grund der dynamischen Entwicklungsphase der Pubertät eine besondere Vulnerabilität besitzen, auch ohne eine weitere Beeinträchtigung, und deshalb einem höheren Risiko ausgesetzt sind als Erwachsene, von Drogen wie Cannabis abhängig zu werden.

Haben Eltern versagt?

> »Haben Eltern nicht das Recht, Fehler zu machen?«
> »Eltern tun ihr Bestes. Ihre Kinder müssen ihnen vergeben.«
> »Kann man nicht erst dann vergeben, wenn man auch das Positive an seiner Kindheit erkennt?«
>
> *James Redfield*[41]

Seit vielen Jahren werden die Ursachen einer Drogenabhängigkeit in erzieherischen Fehlern und familiären Defiziten vermutet. Die entsprechenden Theorien entstanden nach dem Zweiten Weltkrieg in den USA und wurden vor allem durch populärwissenschaftliche Bücher verbreitet. In diesen Ratgebern wurde von amerikanischen Psychologen dargelegt, wie sich eine gute Mutter verhalten sollte. Die Mutter wurde zum Sündenbock gemacht: Plötzlich entdeckte man, dass ihr fast alles in die Schuhe geschoben werden konnte. In jeder Krankheitsgeschichte eines irgendwie leidenden Amerikaners kam eine Mutter vor: eine frustrierte, unterdrückte und unglückliche, eine fordernde, nörgelnde und zänkische Ehefrau.[42]

Diese Theorien verbreiteten sich in den darauffolgenden Jahren auch in Europa und wurden positiv aufgenommen. So glaubt man, in zu viel oder zu wenig mütterlicher Nähe, also Überbehütung oder Vernachlässigung den Grund für Drogenabhängigkeit gefunden zu haben. Diese Annahme kann jedoch nicht wissenschaftlich verifiziert werden, und im Nachhinein kann beinahe alles als Überbehütung oder Vernachlässigung gedeutet werden.

Oft werden gestörte familiäre Kommunikationsmuster für die Abhängigkeit verantwortlich gemacht. Allerdings handelt es sich bei den Betroffenen zu einem großen Anteil um heranwachsende Jugendliche, die sich in einer Entwicklungsphase befinden, in der sich die Kommunikation mit den Eltern sowieso verändert und mehr oder weniger »gestört« ist, ohne dass dies bereits pathologisch sein muss.

Unbedingt sollte jedoch berücksichtigt werden, dass die Kommunikation mit einem abhängigen Familienmitglied so gut wie immer gestört ist. Das Bedürfnis eines Abhängigen, den Drogenkonsum zu verheimlichen oder zu bagatellisieren, stört eine ehrliche Kommunikation und führt zu negativen Auseinandersetzungen zwischen dem Betroffenen und den Eltern. Die Aussagen abhängiger Jugendlicher sind daher nur selten zuverlässig; zu oft sind sie nur allzu bereit, anderen die Schuld zu geben – eine suchttypische Eigenschaft, die auch bei Erwachsenen beobachtet wird. Außerdem sind die Aussagen oft durch die Sucht geprägt und deshalb maßlos übertrieben.[43]

Bei anderen psychischen Störungen hat sich die Fachwelt von monokausalen Erklärungsmodellen distanziert. Stattdessen werden zunehmend multikausale Modelle bevorzugt, was dazu beigetragen hat, dass der multidisziplinäre Ansatz auch bei der Behandlung an Bedeutung gewonnen hat. Bei der Drogenabhängigkeit ist diese Entwicklung langsamer, was u. a. auch mit geringen wissenschaftlichen Bemühungen im Suchtbereich zusammenhängt.

Was ist Abhängigkeit von Cannabis?

> Denn ich weiß nicht, was ich tue. Denn ich tue nicht, was ich will; sondern was ich hasse, das tue ich.
> *(Röm. 7,15)*

Bis vor einigen Jahren wurde die These vertreten – und es ist bis heute noch eine weit verbreitete Annahme in der Bevölkerung –, dass Cannabis nicht abhängig macht. Inzwischen wurde in zahlreichen internationalen Studien bewiesen, dass es eine Cannabisabhängigkeit gibt, die den entsprechenden internationalen Kriterien entspricht und auch Entzugssymptome hervorrufen kann. Groß angelegte Studien aus mehreren Ländern belegen, dass ein erheblicher Anteil der Konsumenten abhängig wird – der Anteil beträgt zwischen 9% und 14%.[44]

Die Abhängigkeit entsteht, wie bei Alkohol, durch langfristigen, regelmäßigen und häufigen Cannabiskonsum.[45] Sie entwickelt sich langsam und schleichend und kann aus diesem Grund lange unentdeckt bleiben. Die Ausprägung der Abhängigkeit kann im Einzelfall stark variieren. Bei Cannabis entsteht eine *psychische Abhän-*

gigkeit, die, verglichen mit der sog. physischen Abhängigkeit, lange unterschätzt wurde. Doch gerade die langfristigen, oft schwer zu behandelnden Aspekte der Sucht sind psychischer und nicht körperlicher Art. Die Unterscheidung zwischen psychischer und physischer Abhängigkeit ist sowieso fraglich, weil die psychischen Prozesse sich auch körperlich – im Gehirn – abbilden.

Wenn Cannabis über einen längeren Zeitraum regelmäßig konsumiert wird, kann der gleiche Effekt eintreten wie bei Alkohol: Es tritt eine *Toleranzbildung* ein: Um die gewohnte Wirkung zu erreichen, muss die Dosis allmählich erhöht werden.

Gemäß der internationalen Klassifikation besteht eine Abhängigkeit, wenn mindestens drei der folgenden Kriterien vorliegen:

- *Zwanghafter Konsumwunsch.* Der Konsument beschäftigt sich hauptsächlich nur noch mit Drogenkonsum und mit der Beschaffung der Droge: Notorische Kiffer konsumieren von morgens bis abends, so dass der Konsum zum einzigen Mittelpunkt des Lebens wird. Man spricht hier auch von »Gier«, »Suchtdruck« oder »Craving«.
- *Stark erhöhter Einsatz von Zeit und Geld für Einkauf und Konsum.* Andere Interessen werden zu Gunsten des Drogenkonsums vernachlässigt. Einige Konsumenten fangen an zu dealen, um ihren Bedarf finanzieren zu können.
- *Herabgesetzte Kontrolle über Dosismenge, Zeitpunkt und Dauer des Konsums.* Die konsumierte Menge gerät außer Kontrolle. Es wird immer öfter konsumiert, bis mehrmals am Tag gekifft wird.
- *Nachgewiesene Toleranzbildung.* Obwohl die Dosis gesteigert wird, lässt die Intensität des Rausches nach oder bleibt ganz aus. Der Betroffene konsumiert nicht mehr, um »high« zu werden, sondern nur noch, um sich »normal« zu fühlen.
- *Entstehung schädlicher Folgen.* Nachlassen der schulischen/beruflichen Leistungen, Vernachlässigung der persönlichen Pflege und der Verpflichtungen. Weil der Konsum immer häufiger allein erfolgt, kann dies zum Rückzug aus dem Freundeskreis und schließlich zur sozialen Isolation führen.
- *Fortgesetzter Konsum trotz schädlicher Folgen.*
- *Entstehung von Entzugssymptomen.* Eine Unterbrechung des Konsums führt zu den unten beschriebenen Symptomen eines Entzugssyndroms.

Entzugssyndrom von Cannabis

Es war lange umstritten, ob ein Entzug von Cannabis zu einem Entzugssyndrom führen kann. Das Syndrom wurde inzwischen in vielen internationalen Studien nachgewiesen, es tritt aber, ähnlich wie bei Alkohol, nicht bei jedem, sondern nur bei etwa 17% der Konsumenten auf. Warum nur einige Konsumenten davon betroffen sind, ist bisher noch nicht erforscht.

Psychische Symptome überwiegen die physischen, die im Vergleich z. B. zu Heroin und Alkohol weniger ausgeprägt sind. Die Symptome entstehen innerhalb von etwa 10 Stunden nach dem letzten Konsum und dauern etwa 48 Stunden lang. Depressive Verstimmungen und Essstörungen können noch drei bis vier Wochen nach dem Entzug bestehen bleiben.[46]

Der innere Drang, den Konsum wieder aufzunehmen, kann aber noch Monate lang nach dem Entzug anhalten. Besonders hoch wird das Suchtrisiko bei denjenigen eingeschätzt, die ihre Befindlichkeit oder Symptome einer anderen parallelen psychischen Störung mit Cannabis positiv beeinflussen oder »behandeln« wollen.

Selbst wenn die Intensität der Abhängigkeit nicht so ausgeprägt sein mag, wie z. B. bei den Opiaten oder bei Alkohol, so hat sie doch gravierende Auswirkungen auf die emotionale Entwicklung betroffener Jugendlicher.[47] Sollte eine andere psychische Störung parallel zur Sucht existieren, so fallen die negativen Auswirkungen umso gravierender aus.

Symptome eines Entzugssyndroms von Cannabis

- Zittern
- Schwitzen
- erhöhter Pulsschlag
- Übelkeit
- Magen- und Darmverstimmung
- Konzentrations- und Gedächtnisstörungen
- Wortfindungsstörungen
- Verwirrtheit oder psychotische Symptome
- Essstörungen bzw. Gewichtsverlust
- Reizbarkeit bis aggressive Verstimmung
- Angstzustände
- Schlafstörungen

PSYCHISCHE STÖRUNGEN

Eine Studie aus dem Jahr 2003, in der 2500 Studierende aus Nordrhein-Westfalen zu ihrem Drogenkonsum und zu anderen suchtnahen Verhaltensweisen befragt wurden, ergab, dass mehr als 20% der Studenten psychische Auffälligkeiten zeigten, wie z. B. Suchtverhalten, Essstörungen und Depressionen.[48]

Nach klinischen Beobachtungen und wissenschaftlichen Erkenntnissen treten psychische Störungen wesentlich häufiger bei Personen auf, die Rauschmittel missbrauchen oder abhängig sind.

Viele psychische Störungen treten parallel zueinander oder innerhalb eines Gesamtsyndroms auf wie z. B. Depressionen und Ängste. Darüber hinaus können Depressionen, Angst- oder Zwangsstörungen in Verbindung mit einer Psychose auftreten und/oder nach Abklingen der psychotischen Symptome noch länger bestehen bleiben. Charakteristisch für die meisten psychischen Störungen sind folgende Eigenschaften:

- Die Entstehungsgründe können nicht vollständig entschlüsselt werden.
- Kein Einzelfaktor kann eine psychische Störung auslösen, vielmehr müssen mehrere Faktoren gebündelt auftreten, damit eine psychische Störung entsteht.
- Verlaufsform und Schweregrad einer psychischen Störung können individuell stark variieren.
- Substanzmissbrauch kann möglicherweise solche Störungen auslösen, in jedem Fall aber den Verlauf und die Genesungschancen stark beeinträchtigen, selbst wenn der Konsum scheinbar eine vorübergehende Linderung bewirken mag.

Die Diagnose psychischer Störungen unterliegt international gültigen, einheitlichen und strengen Klassifikationen. Am bedeutendsten sind die von der Weltgesundheitsorganisation definierte Klassifikation ICD-10 und die von der American Psychiatric Association definierten Systeme DSM-III und DSM-IV. Diese Klassifikationssysteme dienen auch in Deutschland als Grundlage der psychiatrischen Diagnostik.

Eine Drogenabhängigkeit, auch die Abhängigkeit von Cannabis, wird als eine psychische Störung gemäß den o.g. Klassifikationen diagnostiziert. Die Abhängigkeit wurde bereits auf S. 34 ff. beschrieben. In den folgenden Abschnitten werden die anderen psychischen Störungen beschrieben, die am häufigsten im Zusammenhang mit Cannabiskonsum beobachtet werden, wie die Schizophrenie, die affektiven Störungen sowie die Angst- und die Zwangsstörungen. Wenn festgestellt wird, dass eine Abhängigkeit und eine andere psychische Störung gemeinsam auftreten, spricht man von einer »Doppeldiagnose« (s. S. 78f.).

Obwohl die verschiedenen psychischen Störungen im Folgenden jeweils für sich dargestellt werden, sollen sie in diesem Buch immer im Zusammenhang mit Cannabiskonsum gesehen werden. Auch wenn es nicht immer wieder ausdrücklich erwähnt wird, geht es also darum, die Symptome und Behandlungsmöglichkeiten der jeweiligen Störung bei Cannabiskonsumten zu beschreiben.

1. Schizophrenie – wenn nichts mehr so ist wie vorher

> Jeder Mensch ist schizophreniefähig, nicht weil er davon befallen werden kann, sondern weil er von vornherein die Fähigkeit zu schizophrenem Denken und Erleben in sich trägt. […] Weil er schon in seiner Kindheit und weil er jede Nacht im Traum so gedacht und erlebt hat.
>
> *Reinhart Lempp*[49]

Keine andere psychische Erkrankung ist derart missverstanden, mit Mythen behaftet und stigmatisiert wie die *Schizophrenie*. Sie wird oft fälschlich als »Spaltung der Seele« bezeichnet, womit die Erkrankung aber gar nichts zu tun hat. Auch wird sie in Verbindung gebracht mit unberechenbaren Gewalttätern oder Psychopathen, während die meisten Betroffenen völlig unauffällige, unbescholtene Mitmenschen sind, die zum Teil wichtige Positionen in der Gesellschaft innehaben können. Auch denken viele, die Krankheit verlaufe grundsätzlich chronisch und sei unheilbar, und so werden damit nach wie vor lebenslange Aufenthalte in einer psychiatrischen Klinik in Verbindung gebracht. Doch nichts davon trifft in dieser Endgültigkeit zu: Durch die modernen Behandlungsmöglichkeiten sind die Heilungschancen enorm gestiegen. Ein großer Anteil (33%) der Ersterkrankten wird entweder vollständig geheilt oder erreicht innerhalb von einigen Jahren eine vollständige Remission. Ein weiteres Drittel wird trotz Krankheitsschüben gut oder zufriedenstellend leistungsfähig. Demzufolge wird die Mehrzahl der Ersterkrankten (fast 70%) vollständig bis weitgehend genesen, wobei dieser Anteil durch optimale therapeutische Begleitung sogar noch erhöht werden kann.[50]

Wenn von einer *Psychose* die Rede ist, bezeichnet man damit gewöhnlich die Schizophrenie, tatsächlich bedeutet der Begriff Psychose jedoch, dass psychotische Symptome unterschiedlicher Ausprägung und Dauer auftreten. Diese Symptome erfüllen nicht immer die Kriterien der Diagnose einer Schizophrenie, sondern können eine andere Ursache haben wie z. B. bei der sog. Cannabispsychose (s. S. 54f.). Wenn in diesem Buch von einer Psychose gesprochen wird, ist damit das Auftreten psychotischer Symptome gemeint, ohne dass diese diagnostisch zugeordnet werden.

Wie können die ersten Frühsymptome erkannt werden?

Schon lange vor dem akuten Ausbruch durchläuft die Schizophrenie eine Anfangsphase, die sog. *Prodromalphase*, die gewöhnlich mindestens 1 bis 2 Jahre dauert. Während dieser Phase wird die Erkrankung in den seltensten Fällen erkannt. Das liegt daran, dass die Verhaltens- und Wesensveränderungen unterschiedlich stark ausgeprägt und so subtil sein können, dass sie unbemerkt bleiben oder falsch gedeutet werden. Die Veränderungen entwickeln sich allmählich und werden gewöhnlich erst im Nachhinein als erste Symptome der Psychose erkannt, und oft auch nur dann, wenn Betroffene oder Angehörige sich über solche Symptome informieren. Erst dann fällt es ihnen auf, dass auch sie bei sich oder bei ihrem Angehörigen derartige Veränderungen beobachtet hatten – schon lange vor dem Ausbruch der akuten Psychose.

Die folgenden Symptome sind während der Prodromalphase zu beobachten:

- reduzierte Konzentrationsfähigkeit und Aufmerksamkeit,
- reduziertes Energieniveau,
- herabgesetzte Motivation,
- depressive Stimmungen,
- Schlafstörungen,
- erhöhte Müdigkeit,
- Appetitlosigkeit oder erhöhter Appetit,
- Angstzustände,
- Misstrauen,
- erhöhte Sensibilität,
- Gefühle von Irritation bis Aggression,
- Gefühlsschwankungen,
- magisches Denken oder bizarre Gedanken.

Außerdem sind folgende Verhaltensveränderungen zu beobachten, die allerdings zum Teil auch Folgen der schon genannten Symptome sein könnten:
- Vernachlässigung der persönlichen Pflege,
- nachlassende berufliche oder schulische Leistungsfähigkeit,
- sozialer Rückzug.

Einige der Symptome und Verhaltensveränderungen stellen typische Merkmale der Pubertät dar, sind vorübergehend und müssen nicht auf eine psychotische Erkrankung hinweisen. Treten jedoch mehrere Veränderungen gleichzeitig auf, so dass der Betroffene von Grund auf verändert wirkt, so kann das ein Hinweis auf eine beginnende psychische Störung sein.

Darüber hinaus verursacht chronischer schwerer Cannabiskonsum ähnliche Veränderungen, die bereits oben im Zusammenhang mit dem sog. amotivationalen Syndrom (AMS) beschrieben wurden (vgl. S. 25) und die keine Psychose zur Folge haben. Warum sich die Prodromalsymptome und das AMS ähneln, ist völlig unbekannt, und über diese Ähnlichkeit gibt es bisher keine Forschungsergebnisse.

In jedem Fall sollten die Anzeichen ernst genommen werden, und der Betroffene sollte unbedingt aufhören, Cannabis zu konsumieren. Hören die Symptome dann immer noch nicht auf, sollte der Betroffene einen Psychiater aufsuchen, damit die Symptome richtig zugeordnet werden können und eine fachärztliche Frühintervention unternommen werden kann.

»Wir ahnten nicht, was mit Ulla[51] los war!«

Frau K., 51, beschreibt, wie sie die Anfangssymptome der Psychose ihrer Tochter Ulla, inzwischen 19, wahrnahm:

Ulla hatte aus einem Pappkarton ein Modell für modernes Wohnen gebastelt. Sie beschrieb das Modell lebhaft, und es wurde deutlich, dass ihr die Schule viel Spaß machte und dass sie mit viel Enthusiasmus mitarbeitete. Ihre Schilderung der dreidimensionalen Perspektiven war allerdings skurril und verworren, und sie stellte Verbindungen her, die völlig aus dem Rahmen fielen. Im Sekundenbruchteil schoss mir durch den Kopf, während ich vor Angst fast erstarrte: »Mein Kind wird verrückt!«

Meine innere Stimme warnte mich, doch ich wollte nicht hören – genauso schnell, wie der Gedanke aufkam, brachte ich ihn zum Schweigen. Hätte ich die Warnung ernst genommen, hätte Ulla vielleicht schneller geholfen werden können.

Es war ja nicht die erste Auffälligkeit gewesen: Ja, schon vor Monaten hatte sie sich von ihren Freunden zurückgezogen. Sie wollte die Schule wechseln, weil sie das Gefühl hatte, dass alle Mitschüler hinter ihrem Rücken tuschelten und Schlechtes über sie redeten. Früher war sie beliebt gewesen, jetzt würde sie in den Pausen immer nur allein herumstehen. Alle Klassenkameraden würden sie meiden, niemand würde mehr mit ihr sprechen und etwas mit ihr zu tun haben wollen. Sie litt sehr darunter, und ein Schulwechsel schien die Lösung zu sein – an die Schule, die ihre Freundin besuchte. Dort hätte sie ja eine Freundin, und sie hätte dann keine Probleme mehr.

Sie tat mir Leid. Man kann doch sein Kind nicht leiden sehen, und so willigten wir in den Schulwechsel ein, versprachen uns eine Besserung. Wir hatten ja keine Ahnung, dass irgend etwas nicht stimmte. Wir dachten, es wäre etwas Vorübergehendes, etwas, das die meisten von uns irgendwann einmal durchmachen müssen. Besonders in der Jugend.

Aber es wurde nicht besser. Ihre Freundin ging in eine andere Klasse, konnte nicht immer bei ihr sein, und die Situation war genauso schlimm wie in der alten Schule auch. Ich ging zum Elternabend und sprach mit dem Klassenlehrer: Ulla schaffe es nicht, sich zu integrieren. Der Lehrer war ein zurückhaltender, liebenswerter älterer Herr, der kurz vor der Pensionierung stand. »Frau M., haben Sie schon mal an ein Drogenproblem gedacht?« – »Nein, das kann ich mir überhaupt nicht vorstellen.« »Kiffen, ja«, dachte ich, aussprechen wollte ich es nicht. »Kiffen – aber das ist doch nicht so schlimm. Der ist zu alt, hat keine Ahnung«, dachte ich. Ich ging und fühlte mich nicht verstanden.

Dass Ulla vorher vor Lebensfreude, Energie und Temperament nur so sprühte, konnte sich keiner mehr vorstellen. Früher hatte sie eine aufrechte Haltung und einen raschen, zielbewussten Gang. Nun hatte sich sogar ihre Körperhaltung verändert; in sich zusammengesunken und gebeugt schlurfte sie langsam und sichtlich traurig durch die Welt.

Es war ihr egal, wie sie aussah, was sie trug. Alles war ihr egal. Sie sah aus wie die Verkörperung der Trostlosigkeit, blickte in die Welt aus leeren Augen, die ihr Strahlen verloren hatten.

Wir hatten keine Ahnung, dass sie schon damals krank war. Heute kann ich besser nachfühlen, was ein psychisch Kranker empfindet, wenn noch keiner etwas von der Krankheit ahnt: gefangen im eigenen Körper mit einer Seele, die langsam immer mehr entrückt, immer fremder wird; dass die Welt bald in einen furchtbaren Albtraum verwandelt ist, in eine Welt, in die kein anderer einen Einblick hat und die der Kranke mit niemandem teilen kann.

Erst später, als Ulla in Behandlung war und sich wesentlich besser fühlte, erzählte sie uns, wie sie sich zu jener Zeit wirklich gefühlt hatte. Dass sie schon damals unter schrecklichen Symptomen litt, von denen sie aber niemandem erzählen wollte. Es musste eine furchtbare Einsamkeit gewesen sein, für gesunde Menschen fast unvorstellbar, und es ist traurig, dass wir so hilflos und unwissend waren und nicht erkannten, was wir hätten längst wissen müssen. Dann hätten wir wenigstens Verständnis zeigen und vielleicht schon helfen können.

Symptome der Schizophrenie

Das Krankheitsbild der Schizophrenie besteht aus verschiedenen Symptomgruppen. Einige Symptome kommen nur in einer gewissen Krankheitsphase vor oder sie klingen ab, treten aber später doch noch wieder auf. Darüber hinaus können die Symptome schwanken oder über eine ganze Weile relativ stabil bleiben.

Das Krankheitsbild ist nicht von einem einzelnen Symptom oder einer Symptomgruppe bestimmt, es treten vielmehr unterschiedliche Kombinationen der verschiedenen Symptome auf, die dann gebündelt das Krankheitsbild ergeben. Um eine sichere Diagnose stellen zu können, müssen bestimmte Symptome bzw. deren Kombination festgestellt werden, weil einzelne Symptome auch auf andere Erkrankungen hinweisen können, und sie müssen über einen bestimmten Zeitraum andauern. Werden diese diagnostischen Bedingungen erfüllt, spricht man von einer Schizophrenie. Werden sie nicht vollständig erfüllt, wird üblicherweise der Begriff Psychose verwendet.

Die positiven Symptome – wenn die Welt fremd wird

Die Symptome der Schizophrenie werden in zwei Gruppen geteilt, in die sog. positiven und negativen Symptome. Die Gruppe der sog. *positiven Symptome* umfasst die spezifisch psychotischen Symptome, die sich in Form von Gedankenstörungen, Wahn, Sinnes- und Ich-Störungen äußern.

Die Gedanken spielen verrückt

Der Betroffene kann das Gefühl bekommen, dass er die Kontrolle über seine eigenen Gedanken verloren hat, dass seine Gedanken rasen oder aber gehemmt sind. Wenn er nicht mehr zusammenhängend denken kann, hat er Schwierigkeiten auszusprechen, was er eigentlich sagen möchte. Manchmal sind die Gedanken von einer unkontrollierbaren Sprunghaftigkeit, der Betroffene verliert den Faden und wechselt abrupt von einem Thema zum anderen, oder er redet am Thema vorbei und kann sogar die Fähigkeit, Dinge zu benennen, ganz verlieren. Er verschmilzt zusammenhanglose Denkinhalte zu einer sinnlosen Einheit oder mischt unterschiedliche Themen miteinander. Es kommt auch vor, dass er ganz neue, keinen Sinn machende Wörter erfindet. Dies wird *Neologismus* genannt.

Wahnideen – die unheimlichen Verfolger

Ein Wahn besteht aus irrigen Überzeugungen, die durch keine Erfahrungen, rationalen Erklärungen oder Beweise begründet sind und durch solche auch nicht entkräftet werden können. Der Inhalt des Wahns ist etwas, das für einen gesunden Menschen völlig aus dem Rahmen fällt und außerhalb des Möglichen steht. Auch wenn die wahnhafte Vorstellung mit logischen Argumenten oder einem entsprechenden Beweis widerlegt werden konnte, findet der Betroffene sofort neue Erklärungen, und der Wahn steigert sich womöglich noch.

Die Wahnideen und Wahngedanken können völlig ohne Bezug zur Realität sein, z. B. unrealistische Einbildungen wie »vom Teufel besessen« oder »von Gott auserwählt« zu sein.

Manchmal wird ein ganzes Weltbild um den Wahn aufgebaut, man spricht hier vom sog. *systematisierten Wahn.* Die beobachteten Zusammenhänge, auf die ein solches Wahngebilde aufbaut, können durchaus normal und real sein. Der Wahn entsteht erst durch ihre Gesamtdeutung. Der Betroffene lebt dann in seiner eigenen unheimlichen Welt, in der er sich z. B. angefeindet, ausspioniert oder bedroht fühlt. Beim *Verfolgungswahn* geht die Gefahr von Personen oder Institutionen aus, die entweder imaginär sind oder mit denen der Betroffene gar nichts zu tun hat.

Wenn die Sinne täuschen

Eine Sinnestäuschung bedeutet, dass der Betroffene etwas sieht oder hört, das es nicht gibt.

Akustische Halluzinationen kommen bei Schizophrenien häufiger vor als optische. Der Betroffene hat das Gefühl, dass er Gespräche oder einzelne Stimmen wahrnimmt, die meistens etwas, das er tut, kommentieren oder die ihn kritisieren. Die Stimmen können unterschiedlich laut und mehr oder weniger bedrohlich oder verletzend sein. Darüber hinaus können auch andere Geräusche wahrgenommen werden, z. B. Tierlaute, Musik, Klopfen, Klirren oder Summen, d. h. fast jede nur erdenkliche Art von Laut, Lärm oder Geräusch.

Körperhalluzinationen treten in Form von verschiedensten irrigen Empfindungen auf, die zum Teil als äußerst schmerzhaft erlebt und in den inneren Organen oder auf der Haut wahrgenommen werden können. Halluzinationen des Geruchs- und Geschmackssinns kommen auch vor, treten aber wesentlich seltener auf.

Das Ich zerfällt
Bei diesem Symptom hat der Betroffene das Gefühl, die Kontrolle über sich selbst verloren zu haben. Er fühlt sich von außen kontrolliert, gelenkt und beeinflusst, so dass er nicht mehr frei handeln kann. Er glaubt, dass sein Wille von außen kontrolliert wird. In manchen Fällen kommt die Außenwelt dem Betroffenen fremd und unwirklich vor, oder er fühlt sich selbst und seinem Körper völlig fremd. Manche Patientinnen und Patienten haben das Gefühl, dass andere Menschen ihre Gedanken lesen können, andere dagegen, dass ihnen ihre Gedanken von außen weggenommen oder dass ihnen fremde Gedanken eingeflößt werden.

Die negative Befindlichkeit

Durch die Gruppe der sog. *negativen Symptome* wird das ganze psychische Befinden negativ beeinflusst. Zum einen kann es sich hierbei um Folgen der positiven Symptome handeln: Hat der Betroffene das Gefühl, seine Gedanken oder Taten nicht mehr kontrollieren zu können, so wird er an sich zweifeln und sein Selbstvertrauen verlieren. Hat er das Gefühl, dass er sich nicht mehr richtig ausdrücken, seine Sätze nicht richtig formulieren kann, wird er Gespräche mit anderen Menschen vermeiden. Wenn er glaubt, dass andere Menschen seine Gedanken lesen oder diese beeinflussen können, wird er ungern unter Menschen sein, weil dieses Gefühl sehr qualvoll ist. Genauso quälend ist das Gefühl, beschimpft oder verfolgt zu werden und dabei nicht zu wissen, von wem. Da für den Betroffenen jeder dahinterstecken kann, zieht er sich zurück oder verhält sich eigentümlich und unverständlich bis aggressiv.

Zum anderen handelt es sich auch um eigenständige Symptome, die unabhängig von den anderen Symptomen als integraler Teil des Krankheitsbildes auftreten. So können weitere Symptome dieser Gruppe z. B. den Eindruck vermitteln, dass der Betroffene zu keinem tiefen Gefühl mehr fähig ist. Er wirkt oft teilnahmslos und apathisch. Dies geht mit einer großen Antriebslosigkeit und Verlust der Willenskraft einher. Der Kranke leidet oft unter totaler Interesselosigkeit und zieht sich immer mehr zurück. Es ist nachvollziehbar, dass derartige Symptome sehr bedrückend sein können, und so tritt eine Depression in Verbindung mit dieser Symptomatik auch sehr häufig auf.

Kommt zu den psychotischen Symptomen noch eine Cannabisabhängigkeit, die häufig mit Schlafstörungen verbunden ist, kann der Schlaf-Wach-Rhythmus ganz aus den Fugen geraten, und die Betroffenen sind dann nachtaktiv und schlafen tagsüber. Oft werden solche Patienten auch noch von beängstigenden Albträumen geplagt, wachen auf und können nicht wieder einschlafen. In solchen Fällen tritt dann oft parallel eine Angststörung auf.

Symptome einer Schizophrenie

Der Kranke

- fühlt sich belächelt, beobachtet oder verfolgt,
- hört Stimmen, die ihn beschimpfen, ihm drohen, ihm Meldungen, geheime Botschaften oder Befehle übermitteln,
- hat das Gefühl, dass andere seine Gedanken lesen können,
- glaubt, dass Zufälle oder alltägliche Zusammenhänge eine besondere Bedeutung haben, die nur ihm gilt,
- hat ungeordnete, rasende Gedanken,
- glaubt, Opfer zu sein, z. B. einer Intrige, eines Komplotts oder einer Verschwörung,
- fühlt sich schuldig an Katastrophen, wie z. B. an einem Unfall, Krieg oder Unglück,
- meint, Mitteilungen oder geheime Botschaften zu erhalten, z. B. durch Fernsehen, Werbung oder Zeitungsartikel,
- sieht, fühlt oder riecht etwas, das es nicht gibt,
- nimmt z. B. Gesichter oder Figuren seltsam verzerrt wahr,
- hat eine Überempfindlichkeit in der Sinneswahrnehmung, z. B. in Bezug auf Farben und Licht und
- spürt eine allgemeine Reizüberflutung.

»Die Stimmen haben mich manchmal richtig fertig gemacht!«

Alexander ist gerade 20 geworden. Er leidet seit etwa 18 Monaten an einer Psychose. Mehrere Wochen lang wurde er stationär behandelt und besuchte anschließend eine Tagesklinik. Er wird noch medikamentös behandelt und geht zu einem Therapeuten. Er möchte wieder in die Schule zurückkehren, ist aber noch nicht belastbar genug. Alexander beschreibt die Symptome der Psychose in einem Gespräch:

- Frage: Du hast ziemlich viel Cannabis konsumiert, bevor es zu den psychotischen Symptomen kam. Siehst du einen Zusammenhang?
- Alexander: Schwer zu sagen. Ich war ja in einer Clique, in der wir uns oft getroffen haben. Irgendwann nahm das Kiffen so ziemlich Überhand, und eigentlich fand ich es nicht mehr lustig und wollte aussteigen. Aber das waren ja meine Freunde, und irgendwie blieb ich da hängen, obwohl ich es zum Teil richtig schlimm fand. Ich hatte auch ein schlechtes Gewissen – es kam ständig zum Streit zu Hause –, meine Eltern fanden es nicht gut, dass ich ständig unterwegs war. Außerdem hatten sie das Gefühl, dass etwas nicht stimmt, wussten aber nicht, was mit mir los war.
- F.: Was waren die ersten Anzeichen, die aus der heutigen Sicht zeigten, dass du krank warst? Was glaubtest du, war mit dir los?
- A.: Den Anfang der Psychose kann ich nicht so genau bestimmen. Zuerst war es so ein unbestimmtes Gefühl, dass sich etwas verändert hatte. Vor allem war ich sehr misstrauisch, und das führte zum Streit mit meinen Freunden, weil ich denen irgendwann merkwürdige Dinge vorgeworfen habe.
- F.: Hast du dann noch weiter Cannabis konsumiert?
- A.: Ja, schon. Ich sagte ja, dass ich eigentlich aussteigen wollte, aber irgendwie schaffte ich es nicht. Ich spürte so eine innere Spannung, eine Art Unruhe, und hatte das Gefühl, dass ich mich wieder beruhigen kann, wenn ich kiffe. In dieser Zeit habe ich schon eigentlich von morgens bis abends gekifft.
- F.: Wie hast du den Konsum finanziert?
- A.: Das wurde mit der Zeit echt zum Problem. Ich hab ein bisschen getrickst, um zu Geld zu kommen und zum Teil habe ich auch gedealt. Meinen Eltern geht es finanziell sehr gut, und die waren lange Zeit ziemlich großzügig.
- F.: Was war mit der Schule?

- A.: Da ging ich gar nicht mehr hin. Ich war gerade 18 geworden, und meine Eltern wussten lange nichts davon. Als sie später davon erfuhren, war die Hölle los. Sie waren wütend auf mich und sehr traurig und enttäuscht.
- F.: Und wie ging es dann weiter? Hast du irgendwann eingesehen, dass du krank bist?
- A.: Nein, gar nicht. Ich sank allmählich immer tiefer, glaubte z. B., dass ich irgendwie gläsern bin – jedem sichtbar. Als ob jeder meine Geschichte kennt und durch meine Seele hindurchgucken kann und alles sieht und hört. Jeden Gedanken von mir und jedes Geheimnis. Das war schon ziemlich heftig. Andererseits hatte ich das Gefühl, dass ich etwas Besonderes bin, fast so, als hätte ich eine besondere Stellung oder eine besondere Aufgabe in der Menschheitsgeschichte, von der nur ich etwas weiß. Gleichzeitig war ich aber auch irgendwie eingebunden in ein System, das mir Befehle und andere Mitteilungen schickte, wo immer ich war. Es konnte eine Außenreklame sein oder das Fernsehen – irgendwie war alles für mich bestimmt, extra für mich gemacht. Alles deutete darauf hin, dass etwas Großes auf mich zukommt, eine besondere Rolle oder eine bedeutend Aufgabe. Als sei ich irgendwie auserwählt.
- F.: Hattest du auch andere Symptome? Hast du z. B. auch Stimmen gehört?
- A.: Ja, eine Zeit lang hörte ich auch Stimmen. Es war schon merkwürdig: Obwohl sie irgendwie aus meinem Kopf kamen, gehörten sie doch nicht zu mir. Die Stimmen konnten richtig gemein sein, haben mich ziemlich zermürbt. Die haben mich manchmal richtig fertig gemacht – ich wurde beschimpft und erniedrigt. Da bin ich manchmal gerannt und gerannt, nur um davon zu kommen, aber es half nichts. Und das Gemeine war, dass die Stimmen mich manchmal auch lobten – die haben sich bei mir so richtig eingeschmeichelt. Aber das empfand ich eher als Hohn und Spott und nicht als richtiges Lob. Es war schon heftig.
- F.: Gab es noch andere Auffälligkeiten?
- A.: Ja, ich konnte z. B. eine Zeit lang gar nicht fernsehen. Ich musste mich ganz weit entfernt vom Fernsehapparat hinsetzen, und dann war es trotzdem nicht möglich: Die Bilder machten keinen Sinn – sie waren ein Wirrwarr, ein totales Chaos. Es war ziem-

lich qualvoll. Es war das Gleiche, als ich versuchte zu lesen. Die Buchstaben machten keinen Sinn – ich starrte sie an, und es sah aus wie eine unbekannte Sprache, die ich nicht entziffern konnte. Das hat mir unheimlich Angst gemacht.

- F.: Hast du mit jemandem darüber geredet?
- A.: Nein, ich hatte einfach nur Angst. Ich habe zum Teil auch komische Sachen gesehen. Meine Eltern haben im Haus bunt bedruckte Vorhänge und dazu passende Polstermöbel – die Staubstempel der Blütenkelche sahen aus wie Würmer, die aus den Blüten rauskrabbeln. Es war ziemlich eklig.
- F.: Wie ging es dann weiter?
- A.: Ich hatte irgendwann sehr viel Angst in meinem Zimmer, und ich bildete mir ein, dass es vorbeigeht, wenn ich in ein anderes Zimmer umziehe. Meine Schwester war inzwischen ausgezogen, und ich wollte unbedingt in ihr Zimmer. Es war ein bisschen größer als mein Zimmer, und das war der Grund, den ich meinen Eltern vorgab. Aber dort wurde es auch nicht besser, und irgendwann benahm ich mich wohl so auffällig, dass meine Eltern stutzig wurden und mich zum Arzt bringen wollten. Ich hatte ihnen nämlich erzählt, dass ich chinesische Schriftzeichen lesen kann. Das glaubte ich wirklich. Das war ihnen zu viel. Sie haben mich zu ihrem Hausarzt geschleppt, und ich bin mitgegangen, weil ich dachte, dass der eh nichts peilen wird – und ich habe dem Arzt nichts erzählt, habe alles abgestritten. Der bestand dann darauf, dass ich zu einem Psychiater gehen sollte.
- F.: Und bist du dann hingegangen?
- A.: Ja, schon. Ich wurde zu einem Klinikarzt geschickt. Der hat ziemlich viel aus mir herausgekriegt, und so wurde ich dann in die Klinik eingewiesen. Es war ein Glück für mich, würde ich heute sagen, weil es mir schon sehr schlecht ging. Ich habe mich sehr gequält, besonders, weil der Wahn immer schlimmer wurde. Inzwischen bildete ich mir z. B. ein, dass ich sogar schuld war am Irak-Krieg. Es war ein Glück, dass ich dann behandelt wurde und das dann vorbeiging.
- F.: Wie geht es dir heute?
- A.: Eigentlich geht es mir gut. Ich hatte allerdings viele Probleme mit den Medikamenten. Ich musste drei oder vier verschiedene

Medikamente ausprobieren – entweder wirkten die nicht oder sie hatten Nebenwirkungen. Das jetzige Medikament – ich glaube, es ist das vierte – vertrage ich ganz gut.

- F.: Was ist mit Cannabis – kiffst du noch?
- A.: Nein, damit habe ich aufgehört. Das brachte zum Schluss eh nichts mehr. Nur solange ich noch nicht so krank war, war es noch manchmal lustig. Aber ich habe Monate lang noch vom Kiffen geträumt. Meistens war es so, dass mir jemand im Traum etwas anbot, und ich nahm es an. Dann wachte ich ganz erschrocken auf und fragte mich: »Wie kann das bloß sein? Du wolltest das Zeug doch nie wieder anfassen!« Mir wurde in der Klinik eingetrichtert, dass ich damit aufhören muss, sonst kann ich immer wieder krank werden, und das will ich bestimmt nicht!
- F.: Wie stellst du dir deine Zukunft vor?
- A.: Ich habe ziemlich viel verpasst. Nicht nur in der Schule, sondern auch was meine Entwicklung betrifft. Das muss ich alles nachholen. Aber ich möchte unbedingt mein Abi nachmachen, und dann – mal sehen!

Erkrankungsalter und -häufigkeit

Im Durchschnitt erkranken die meisten Betroffenen im Alter zwischen 18 und 30 Jahren; Männer im Durchschnitt 3–4 Jahre früher als Frauen.

Studien zufolge erkranken doppelt Betroffene jedoch durchschnittlich 2 bis 3 Jahre früher als Menschen, die keine Rauschmittel konsumieren. Sollten die Betroffenen nicht einsehen, dass sie den Drogenkonsum aufgeben müssen oder dies nicht schaffen, werden sie laut Ergebnissen mehrerer Studien früher und auch häufiger Rückfälle erleiden. Außerdem kann die Psychose einen schwereren Verlauf nehmen.[52]

Insgesamt ist etwa 1% von der Bevölkerung an einer Schizophrenie erkrankt (Punktprävalenz), und es erkranken etwa 1,5% der Bevölkerung in ihrem Leben an Schizophrenie (Lebenszeitprävalenz).[53] Entgegen der landläufigen Ansicht ist die Schizophrenie keine seltene Krankheit, sondern tritt etwa so häufig auf wie z. B. Diabetes.

Was kann Schizophrenie verursachen?

Auch nach 100 Jahren Forschung konnte noch kein Einzelfaktor gefunden werden, der eine Schizophrenie verursacht – vielmehr müssen mehrere Faktoren vorliegen, die erst zusammen eine solche Erkrankung auslösen können. Wie, ist bisher nicht bekannt.

Genetische Gründe spielen zwar eine Rolle, haben jedoch keinen zwangsläufigen Einfluss auf das Entstehen der Krankheit. Die Schizophrenie gehört nicht zu den typischen Erbkrankheiten, an denen z. B. beide eineiige Zwillinge ohne Ausnahme erkranken. An Schizophrenie dagegen erkrankt statistisch gesehen noch nicht einmal die Hälfte der eineiigen Zwillinge. Kommt die Krankheit bei beiden Eltern vor, beträgt das Risiko, dass das Kind ebenfalls erkrankt, etwa 36%. Je nach Verwandtschaftsgrad verringert sich das Risiko entsprechend.

Zahlreiche Studien haben ergeben, dass schizophrene Patienten vermehrt *Schwangerschafts-* und *Geburtskomplikationen* bestanden hatten. Die Mehrheit der von solchen Komplikationen betroffenen Kinder erkrankt jedoch nicht, und so müssen auch zu diesem Risiko weitere Faktoren hinzukommen, die dann erst zusammen zu der Erkrankung führen können.

Welche Rolle *hirnorganische Schädigungen* oder *Fehlfunktionen* spielen, wird mit verschiedenen Verfahren, z. B. mit der Kernspintomografie MRI, PET und EEG, untersucht, doch auch hier sind bisher keine eindeutigen Ergebnisse erzielt worden.

Die hirninternen chemischen Vorgänge spielen sicherlich bei der Erkrankung eine bisher zwar noch nicht ganz entschlüsselte, aber bedeutende Rolle. Andernfalls würden die neuroleptischen Medikamente, durch die Symptome wie z. B. Halluzinationen oder Wahnerlebnisse beeinflusst werden können, auch gar nicht wirken. Da aber nicht jedes Medikament bei jedem Patienten gleich wirksam ist, muss es sich um komplexe Vorgänge handeln, bei denen vermutlich mehrere der sog. *Botenstoffe* oder *Neurotransmitter* involviert sind. Botenstoffe, die durch die Wirkung der Neuroleptika beeinflusst werden können, sind *Dopamin, Glutamat, Serotonin* und *Noradrenalin.*

Man vermutet, dass das Gleichgewicht des gesamten chemischen Systems im Gehirn gestört ist und nicht etwa nur eine Über- oder

Unterfunktion eines einzelnen Neurotransmitters vorliegt. Wodurch eine solche Störung verursacht wird, ist allerdings bisher noch nicht bekannt.

Der hinzukommende, bisher nicht entschlüsselte Faktor X wird »*Vulnerabilität*« genannt. Vulnerabilität ist eine somatische Disposition (physisch bedingte Anfälligkeit) und kann beim Zusammentreffen mit Stressoren zur schizophrenen Episode führen. Dieser unbekannte Faktor könnte das fehlende Bindeglied sein, das erklärt, warum manche Leute durch die Einwirkung gewisser Risiko- und Stressfaktoren erkranken, während andere dies unbeschadet überstehen.

Die moderne Psychiatrie distanziert sich inzwischen zunehmend davon, allein die Familie oder problematische familiäre Kommunikation für die Erkrankung verantwortlich zu machen, und ein solcher Ansatz gilt heute als veraltet.[54]

Auch die früher betonte Rolle von traumatischen Lebensereignissen oder schweren Schicksalsschlägen hat als alleiniger Erklärungsansatz an Bedeutung verloren: Einschneidende Lebenskrisen sind weit verbreitet, und viele Menschen müssen solche Erfahrungen machen, erkranken aber trotzdem nicht an einer Schizophrenie.[55]

Kann Cannabis eine Psychose auslösen?

Cannabisrausch: eine »Minischizophrenie«? – ein Vergleich

Wegen der halluzinogenen Wirkung von Cannabis ähnelt jedes intensive Rauscherlebnis einem psychotischen Zustand. Nicht jedes psychotische Erleben muss negativ und qualvoll sein, sondern einzelne Psychosekranke berichten auch über euphorische und ekstatische psychotische Erlebnisse.

Wie der psychotische Mensch verliert auch der Berauschte den Bezug zur Realität, das Zeitgefühl und die räumliche Orientierung. Der Berauschte kann das Gefühl bekommen, dass er fähig ist, gleichzeitig an mehreren Orten zu sein; das Ich-Gefühl zerfällt und verschmilzt mit der Wahrnehmung; das Bedeutende verliert an Bedeutung, während das Unbedeutende und Triviale an Bedeutung und Tiefe gewinnt. Der Berauschte verliert sich in der Musik, kann sich mit seinen Freunden über Banalitäten in endlosen Lachsalven amüsieren oder aus Alltäglichem und Banalem geniale Gedankengänge entwickeln.

Bei einem Cannabisrausch kann ein Gefühl der Unwirklichkeit entstehen, und der Berauschte hat den Eindruck, als sei er von anderen Menschen und vom gewöhnlichen Leben abgetrennt, in seiner eigenen Welt, zu der ein Außenseiter keinen Zugang hat.

Wie ein Psychotiker verliert auch der Haschischberauschte die Kontrolle über seine Handlungen, obwohl er sich dessen genauso wenig bewusst ist. Er hat das Gefühl, als sei die erlebte, innere Welt real, erscheinen ihm seine Sinneseindrücke und Wahrnehmungen doch keineswegs als getrübt, sondern bedeutungsvoll und tief – als hätten sie an Schärfe und Einsichtskraft gewonnen.

Optische Halluzinationen, die in der Psychose eher selten vorkommen, sind im Cannabisrausch besonders häufig: Der Berauschte taucht in eine wundersame Welt ein, die wohlig, heiter und sorgenfrei erscheint, deren Farben bunt, warm und lebendig sind und in der Bilder auftauchen können, die es in Wirklichkeit nicht gibt. Ebenso ausgeprägt ist die verzerrte Wahrnehmung von Tönen, Berührungen und Geschmacksempfindungen, die bei dem Berauschten überwiegend als genuss- und lustvoll, bei dem Kranken aber hauptsächlich schmerz- und qualvoll oder bizarr erlebt werden.

Eine Ähnlichkeit zwischen der Psychose und dem Cannabisrausch besteht aber vor allem bei den negativen Rauscherfahrungen. Wie in der Psychose gibt es im Cannabisrausch albtraumhafte Visionen, die mit starken Angstgefühlen und dem Gefühl, bedroht oder verfolgt zu werden, einhergehen können. Der Berauschte erlebt eine dunkle, ängstigende Realität, aus der es scheinbar kein Entrinnen gibt. Menschen, die regelmäßig Cannabis konsumieren, berichten, dass sie manchmal wie Psychosekranke Stimmen hören oder sich verfolgt fühlen. Bei solchen Wahnerlebnissen ist es dann nicht selten, dass der Berauschte wie ein Psychotiker Todesängste hat und befürchtet, den Verstand zu verlieren.

Gibt es eine eigenständige »Cannabispsychose«?

Wie auf S. 16 bereits erwähnt, kann eine hohe Dosis Cannabis zu vorübergehenden psychotischen Symptomen oder zu einer sog.

Cannabispsychose führen. Wissenschaftler sprechen in diesem Zusammenhang von einer *Intoxikation* oder Vergiftung, die auf die schädliche Wirkung der hohen Cannabisdosis zurückzuführen ist.

Eine Cannabispsychose dauert meist zwischen einer und sechs Wochen und klingt rasch ab, wenn sie rechtzeitig behandelt wird. Unbehandelt kann sie jedoch zu einer Schizophrenie führen. Das Risiko ist höher, wenn der Betroffene trotz der psychotischen Symptome nicht aufhört, Cannabis zu konsumieren. Nach sechs Monaten Krankheitsdauer wird zwischen den beiden Störungen nicht mehr unterschieden, und man spricht dann von einer Schizophrenie.

Selbst eine vorübergehende psychotische Episode ist ein ernst zu nehmender psychischer Zustand. Für den Betroffenen kann auch eine wenig dramatische, kurzfristige Psychose eine tief berührende und beängstigende Erfahrung sein, die sein künftiges Leben prägt, kommt doch eine derartige Erfahrung, selbst wenn sie nur kurzfristig auftreten mag, einem totalen psychischen Zusammenbruch gleich.[56]

Wissenschaftliche Erkenntnisse über eine Verbindung zwischen Cannabismissbrauch und Schizophrenie

Obwohl in den letzten Jahren viele aufschlussreiche Studien über eine mögliche Verbindung zwischen Cannabiskonsum und Entstehung einer Schizophrenie durchgeführt worden sind, gibt es zwar deutliche Hinweise, aber keine eindeutigen Beweise. Der Grund mag u. a. auch darin liegen, dass einerseits die Wirkungsmechanismen von Cannabis nicht ausreichend erforscht sind, andererseits die Schizophrenie auslösenden Ursachen noch nicht vollständig entschlüsselt wurden.

In einer viel zitierten schwedischen Studie[57] wurde gefolgert, dass Cannabis einen zusätzlichen Risikofaktor für die Ursache der Schizophrenie darstellen könnte. Eine Nachfolgestudie[58] bestärkte diese Vermutung.

In einer groß angelegten Langzeitstudie aus Holland wurde festgestellt, dass Cannabismissbrauch bei psychotischen Patienten zu mehr psychotischen Rückfällen führte: Je schwerer der Cannabis-Konsum, desto häufiger kam es zu psychotischen Rückfällen.[59]

In einer anderen holländischen Studie[60] wurden 4045 Personen aus der Bevölkerung, die noch nie psychotische Symptome erfahren hatten, sowie 59 an einer Psychose erkrankte Personen jeweils zu Anfang der Studie, nach einem Jahr und schließlich nach drei Jahren befragt. Den Ergebnissen zufolge entwickelten drei Mal mehr Cannabiskonsumenten psychotische Symptome als die Nichtkonsumenten. Die Autoren weisen darauf hin, dass das Ergebnis mit der Dosis korreliert: je höher die Dosis, desto höher das Risiko. Andere Drogen führten nicht zu einem derartigen Resultat.

In weiteren Studien wurde nachgewiesen, dass ein niedriges Einstiegsalter das Risiko, an einer Psychose zu erkranken, noch drastisch erhöht.[61]

Berücksichtigt man in diesem Zusammenhang das Konzept Vulnerabilität, wäre es möglich, dass bei Jugendlichen ein erhöhtes Risiko besteht, dass ein biologischer Stressor wie Drogenkonsum den Ausbruch einer Psychose begünstigt. Einmal ausgelöst, ist eine derartige Störung nicht mehr von einer durch andere Ursachen ausgelösten Störung zu unterscheiden.[62]

Weil psychotische Symptome durch die Rauschwirkung noch dramatischer empfunden werden, könnte dies Betroffene davon abhalten, Rauschmittel zu konsumieren, weil der Konsum ihr Befinden noch weiter verschlechtert. Laut einer holländischen Studie haben einige an Psychose erkrankte Jugendliche aufgehört, Cannabis zu konsumieren, nachdem sie eingesehen hatten, dass der Konsum zu einem Rückfall oder zur Verschlimmerung der psychotischen Symptome führte.[63]

Dennoch ist die fehlende Bereitschaft, den Konsum zu beenden, eine der größten Schwierigkeiten bei der Behandlung der doppelt Betroffenen, und es kommt immer wieder vor, dass diese Patienten mit Hilfe von Cannabiskonsum eine kurzfristige Besserung der psychotischen Symptome bewirken wollen. Doch selbst der nur gelegentliche Konsum kleiner Mengen wäre schädlich und könnte die Psychose verschlimmern. Es ist eine wichtige Aufgabe der therapeutischen Behandlung, diese Jugendlichen von der Notwendigkeit zu überzeugen, den Konsum aufzugeben, wenn sie gesund werden wollen.

Psychotischer Rückfall – wie kann eine Gefährdung erkannt werden?

Grundsätzlich muss zwischen einem Rückfall in den Drogenkonsum und einem psychotischen Rückfall unterschieden werden. Die ersten Anzeichen eines drohenden psychotischen Rückfalls können folgende Veränderungen sein:

- In der Regel treten zunächst Schlafstörungen auf.
- Der Betroffene fühlt sich verwirrt, unentschlossen, beunruhigt und beschäftigt sich zunehmend mit seinen veränderten und störenden Gedanken.
- Der Betroffene entwickelt Angstgefühle, schläft eventuell bei Licht, zieht sich oft in sein Zimmer zurück und fängt an, sich zu vernachlässigen.
- Der Betroffene hat das Gefühl, dass Leute hinter seinem Rücken über ihn reden.
- Er bildet sich Sachen ein, die sehr bizarr sind.

Diese Frühwarnzeichen müssen nicht zwangsläufig auftreten. Sie können von Fall zu Fall variieren oder nur so gering ausgeprägt sein, dass sie unbemerkt bleiben. Und nicht immer führen solche Anzeichen zu einem akuten Rückfall, sie können auch von allein verschwinden.

Verlauf der Schizophrenie

Die Schizophrenie kann den unterschiedlichsten Verlauf nehmen: Sie kann nur einmal im Leben kurz auftreten und dann vollständig ausheilen. Sie kann aber auch in wiederkehrenden Episoden auftreten oder chronisch werden. Je früher die Psychose erkannt und fachärztlich behandelt wird, desto günstiger sind die Aussichten auf einen leichteren und kürzeren Verlauf.

In ländlichen Gegenden und in Entwicklungsländern ist der Verlauf leichter als in einer Großstadt und in westlichen Industrieländern. Dies könnte damit zusammenhängen, dass in den Entwicklungsländern der Zusammenhalt der Bevölkerung in einer Dorfgemeinschaft enger ist: Es gibt keine Obdachlosen oder Elendsviertel, in denen psychisch Kranke verwahrlosen könnten.

In den Entwicklungsländern ist der familiäre Zusammenhalt der Großfamilie noch intakt, was zusätzlich zu einem günstigen Verlauf beitragen könnte.

Frauen haben einen leichteren Krankheitsverlauf als Männer. Weil Frauen im Durchschnitt später erkranken, besitzen sie gegenüber jungen Männern einen Vorsprung in der persönlichen und sozialen Entwicklung. Frauen sind gewöhnlich enger familiär gebunden und öfter partnerschaftlich liiert. Männer konsumieren öfter Rauschmittel als Frauen, was den Krankheitsverlauf sehr negativ beeinflusst.

Gibt es zuverlässige Prognosen über den Verlauf?

Bei psychischen Störungen ist es schwierig bis unmöglich, eine zuverlässige Prognose über den Krankheitsverlauf zu geben. Es gibt gewisse Indikatoren, die auf einen leichteren oder schwereren Verlauf hindeuten können, aber sie sind nicht eindeutig.

Dank der heutigen Behandlungsmethoden sind die Heilungschancen deutlich besser. So wird auch die Mehrzahl der Patientinnen und Patienten entweder vollständig geheilt oder bleibt nur geringfügig beeinträchtigt, so dass sie ein ganz normales Leben führen können. Dies setzt allerdings voraus, dass sie keine Suchtmittel konsumieren, auch keinen Alkohol.

2. Affektive Störungen – die Achterbahn der Gefühle

Der Begriff *affektive Störungen* bezeichnet emotionale Zustände, die zwischen stark negativen und positiven Gefühlen hin und her pendeln oder aber jeweils an nur einem der beiden Pole für eine undefinierbar lange Zeit verbleiben.

Eine *Depression* ist ein lang andauernder Zustand von Hoffnungslosigkeit und Traurigkeit. Je nach Tages- oder Jahreszeit kann die Störung stärker oder schwächer ausgeprägt sein: Einige Menschen sind z. B. anfällig für die sog. Winterdepression, von der vermutet wird, dass sie während der dunklen Jahreszeit auf Grund von Lichtmangel entsteht. Andere verspüren je nach

Tageszeit eine unterschiedlich starke depressive Verstimmung und fühlen sich z. B. morgens wesentlich schlechter als abends – oder umgekehrt, und dies, ohne dass es einen erkennbaren Grund dafür gibt. Depressive Verstimmungen sind relativ verbreitet und brauchen zumeist keine Behandlung. Sie können kurzfristig auftreten und dann ganz verschwinden, sie können in Intervallen wiederkehren, aber auch zu einer schwereren, chronischen Depression führen.

In einer schwereren Depression verliert der Depressive allmählich seine Lebendigkeit und Lebensfreude. Er leidet an Energieverlust, wirkt in sich zusammengesunken und apathisch, hat kein Interesse mehr an Dingen, die ihm bisher Freude machten, und fühlt sich erschöpft und innerlich erstarrt. Das Schlimmste ist die Abstumpfung der emotionalen Empfindungsfähigkeit: Nach der anfänglichen, oft dramatischen Traurigkeit tritt allmählich eine Leere ein, und bald kann der Depressive weder Trauer noch Freude empfinden; er lebt dahin, schleppt sich durch den Tag, in einer Hoffnungslosigkeit und in der Überzeugung, dass sich an dem quälenden Zustand nie mehr etwas ändern wird.

Die Erledigung der täglichen Aufgaben wird zur Qual und geschieht fast mechanisch und teilnahmslos. Menschen, die allein leben, ziehen sich von ihren Freunden, bisherigen Unternehmungen und Zerstreuungen zurück und können sich völlig isolieren.

Äußerlich fällt auf, dass Gestik und Mimik sparsamer werden und der Betroffene sich anders bewegt: er schlurft und schleppt sich durch die Welt und vernachlässigt sein Äußeres.

Schlafstörungen oder anhaltende Müdigkeit gehen mit der Depression einher. Die Betroffenen verlieren ihre Libido und können unter Impotenz leiden. Auch das Essverhalten verändert sich: Manche kompensieren die dunkle Stimmung durch den zunehmenden Verzehr vor allem von Süßigkeiten, andere dagegen verlieren den Appetit und können erheblich an Gewicht verlieren. Bei einer Depression treten oft körperliche Symptome auf wie z. B. Magenverstimmung, Druck- oder Engegefühl in der Brust oder Herzbeschwerden.

Mit der Zeit leidet auch das Selbstwertgefühl. Besonders dramatisch wird es, wenn es zu einer existenziellen Sinnkrise kommt, die zu einer Selbstmordgefährdung führen kann: Das Leben scheint keinen Sinn mehr zu haben, und immer öfter denkt der Depressive daran, seinem Leben ein Ende zu setzen, um von den unerträglichen Qualen erlöst zu werden.

Die euphorische Gefühlsphase – das Gegenpol der Depression – wird *Manie* genannt und ist gekennzeichnet durch ein gesteigertes Selbstbewusstsein bis Selbstüberschätzung, fehlendes Risikobewusstsein und mangelndes Urteilsvermögen. Der Betroffene scheint über großartige positive Energien zu verfügen, die aber oft nicht produktiv eingesetzt werden können, weil die Leistungsfähigkeit durch die Selbstüberschätzung beeinträchtigt ist, die zu Größenwahn, Größenideen oder zu maßlosen Geldausgaben führen kann. Manche Betroffene neigen außerdem zu einer stark erhöhten Reizbarkeit oder zu Aggressivität, besonders wenn sie auf ihr Verhalten angesprochen werden, unter dem die Umwelt meistens mehr leidet als der Betroffene.

Die Manie unterscheidet sich von den meisten psychischen Störungen dadurch, dass der Betroffene seinen veränderten seelischen Zustand oft als überaus positiv erleben kann: Die Ideenflut und die gesteigerte Kreativität gepaart mit einer gehobenen Stimmung können den Betroffenen enorm beflügeln, ihm das Gefühl von Großartigkeit und Überlegenheit vermitteln, etwas, das er sogar vermisst, wenn die manische Phase vorbei ist.

Bei dem heutigen hektischen Lebensrhythmus und Lebensgefühl fällt eine Manie nicht so leicht auf, und oft sind es fließende Übergänge zur Normalität, die schwer zu bestimmen und nur durch negative Folgen der Manie, z. B. durch exorbitante Geldausgaben oder grandiose, undurchführbare und unrealistische Pläne, festzustellen sind. Ein selbstzufriedener Maniker ist auch in der Regel überaus uneinsichtig über seine wirkliche Lage.

Eine ausgeprägte Manie kommt wesentlich seltener vor als eine Depression.

Wenn die affektive Störung zu großen Stimmungsschwankungen mit einem Wechsel zwischen starker Depression und Manie führt, spricht man von einer *bipolaren affektiven Störung*. Die beiden Syndrome können jeweils unterschiedlich stark ausgeprägt sein. Die Intervalle, in denen die depressive und die manische Phase jeweils auftreten, variieren und können einige Tage, meist einige Wochen bis Monate und sogar einige Jahre anhalten.

Erkrankungsalter und -häufigkeit

Es ist kaum bekannt, dass eine Depression in jedem Alter entstehen kann und sogar Kinder daran erkranken können. Am häufigsten tritt sie um das 30. Lebensjahr auf. Bei der bipolaren Störung liegt das durchschnittliche Ersterkrankungsalter bei 21 Jahren.

Studien zufolge leiden etwa 16% der Deutschen im Laufe ihres Lebens (Lebenszeitprävalenz) an einer affektiven Störung. 1% erkrankt irgendwann im Leben an einer bipolaren Störung.[64] Je nach Quelle sind 1–3% der Bevölkerung zu einem gewissen Zeitpunkt an einer Depression erkrankt (Punktprävalenz). Bezieht man die leichteren Formen der Depression mit ein, ist die Erkrankungsrate wesentlich höher und beträgt, je nach Quelle, über 10%. Frauen sind wesentlich öfter betroffen als Männer.

Parallelstörungen

Gerade bei Jugendlichen, die an einer Depression leiden, kommt es oft zu Drogenmissbrauch und Angststörungen. Während einer Schizophrenie tritt eine Depression, je nach Schweregrad und Krankheitsphase, bei den meisten ersterkrankten jungen Patienten auf.

Oft sind diffuse Ängste mit einer Depression verbunden, und es kann vorkommen, dass depressive Menschen ganz spezifische Lebens- und Existenzängste entwickeln, die ihr Gefühl von Hoffnungslosigkeit weiter vertiefen.

Mögliche Ursachen

Einschneidende oder tragische Lebensereignisse wie z. B. eine Trennung, der Tod eines geliebten Menschen oder aber auch ein Umzug können bei einigen Menschen zu einer Depression führen, die nicht nur vorübergehend ist, sondern länger anhalten kann. Doch oft gibt es keine erkennbare Ursache für diese Störung, sondern der Betroffene wird plötzlich immer betrübter und hoffnungsloser, obwohl alles in seinem Leben scheinbar in Ordnung ist.

Wie bei den meisten psychischen Störungen sind die Ursachen für die affektiven Störungen nicht erforscht. Wie bei anderen psychischen Störungen geht man ebenfalls davon aus, dass mehrere Faktoren als Auslöser in Betracht gezogen werden müssen, sonst müssten z. B. alle Menschen, die durch tragische Lebensereignisse getroffen sind, an einer Depression erkranken, was jedoch nicht der Fall ist.

Eine Ursache wird in einer *Störung im Stoffwechsel der Neurotransmitter* vermutet, d. h. das chemische Gleichgewicht im Gehirn und das sensible Wechselspiel bestimmter Botenstoffe sind gestört. Allerdings sind diese Vorgänge noch nicht vollständig entschlüsselt. Weil aber gewisse pharmakologische Substanzen zu depressiven Verstimmungen führen oder aber diese lindern können, ist diese Erklärung durchaus plausibel.

Die mit einer depressiven Verstimmung auftretenden Störungen im Wach-Schlafrhythmus sowie Schwankungen in der Befindlichkeit am Morgen und Abend deuten darauf hin, dass die Depression möglicherweise mit den *körpereigenen, rhythmischen Vorgängen* zusammenhängt. Auch dies könnte dadurch bedingt sein, in welchem Ausmaß bestimmte Botenstoffe zu verschiedenen Tageszeiten ausgeschüttet werden. Doch auch hier ist weitere Forschung notwendig.

Eine *genetische Neigung* zu depressiven Störungen ist in Zwillings- und Familienstudien nachgewiesen worden, sie bedeutet aber lediglich eine genetische Disposition. Wenn dann zu einer solchen genetischen Neigung bestimmte Auslösefaktoren hinzukommen, z. B. ein *prägendes oder tief berührendes Lebensereignis* wie der Tod einer geliebten Person, kann sie eine depressive Störung verursachen.

Über die mögliche Auswirkung von *Cannabiskonsum* auf die Entstehung von Depressionen sind in den letzten zehn Jahren mehrere Studien durchgeführt worden. In einer australischen Studie, in der 1601 Gymnasiasten im Alter zwischen 14–15 Jahren über eine Periode von sechs Jahren untersucht wurden, konnte eine Verbindung zwischen Cannabiskonsum und der späteren Entstehung von Depressionen nachgewiesen werden, allerdings vor allem bei jungen Mädchen, die deutlich mehr gefährdet waren als die befragten Jungen. Bei den Mädchen führte täglicher Konsum zu einem fünffach höheren Risiko, später an einer Depression zu erkranken; einmal wöchentlicher Konsum verdoppelte das Risiko.[65]

In anderen groß angelegten Studien aus den Jahren 1993 bis 1998 gab durchschnittlich jeder sechste befragte Cannabiskonsument an, nach dem Konsum an einer depressiven Verstimmung zu leiden.[66]

Eine in Deutschland erfolgte Untersuchung ambulanter Cannabisklienten ergab ebenfalls sehr hohe Werte: Etwa 17% litten unter Stimmungsschwankungen zwischen depressiver Verstimmung und einem Hochgefühl (bipolare affektive Störung) und 10% waren als depressiv zu bezeichnen.[67]

Verlauf der affektiven Störungen

Etwa ein Viertel der Depressiven erfährt nur eine einzige depressive Episode im Leben, bei drei Vierteln kommt es zu weiteren, im Durchschnitt bis zu fünf Episoden, die jeweils etwa fünf Monate dauern. Die gesunde Phase zwischen den depressiven Phasen beträgt im Durchschnitt fünf Jahre.

Bei der bipolaren Störung treten gewöhnlich 8–10 manische bzw. depressive Phasen im Leben auf. Zwischen der ersten und zweiten Episode vergehen gewöhnlich mindestens 5 Jahre. Die Intervalle können dann kürzer werden, während die Störung sich verschlimmert. Aber selbst wenn die Krankheit chronisch wird, kann es auch nach mehreren Jahren zu einer vollständigen Remission kommen.[68]

Kiffen als »Selbstmedikation«?

Depressive können dazu neigen, den schwer erträglichen Zustand ihrer Störung durch Drogengebrauch lindern zu wollen. Laut Studien konnte dies in Bezug auf Cannabis allerdings nicht eindeutig nachgewiesen werden. Langzeitstudien bei Jugendlichen, die über eine Dauer von 6 bzw. 14 Jahren durchgeführt wurden, machten z. B. deutlich, dass die am Anfang der Studie angegebenen depressiven Symptome zu keiner Erhöhung des Cannabis-Konsums führten.[69]

Weil eine Depression sehr oft Schlafstörungen verursacht, wird Cannabis – wegen seiner beruhigenden Wirkung – häufig dazu missbraucht, besser einzuschlafen. Cannabisgebrauch führt jedoch selbst sehr oft zu Schlafstörungen, und so ist diese Maßnahme völlig kontraproduktiv, weil sie eine Schlafstörung weiter verstärkt.

Inwieweit Cannabis bei der Manie eingesetzt wird, um den exaltierten Gemütszustand zu dämpfen, ist kaum erforscht. Bei unangenehm empfundenem Gehetztsein oder Gefühlen von Getriebensein wäre es aber nachvollziehbar, dass Menschen in den Phasen der Manie durch die Cannabiswirkung eine Linderung der qualvollen Getriebenheit verspüren. Weil manische Zustände aber nur selten allein auftreten, sondern sich meistens mit depressiven Phasen abwechseln, wird die Cannabiswirkung die depressive Verstimmung weiter verstärken und die affektive Störung, trotz der scheinbaren vorübergehenden Besserung der Manie, insgesamt deutlich verschlechtern.

Negative Wechselwirkung zwischen Cannabis und affektiven Störungen

Wenn depressive Jugendliche Cannabis konsumieren, kann dies zu negativen Wechselwirkungen führen und die Depression noch weiter verstärken.

Allein durch die Rauschwirkung kann die dunkle Verstimmung als erheblich schwerer empfunden werden, was dann noch tiefere Hoffnungslosigkeit hervorruft. Einige Konsumfolgen können die depressive Verstimmung weiter verschlechtern: Depressive leiden ohnehin überdurchschnittlich oft an Müdigkeit und an Schlafstörungen – Beeinträchtigungen, die durch Cannabis spürbar verstärkt werden, sind sie doch als negative Auswirkung von Cannabis relativ häufig zu beobachten.

Leistungsabfall, zu dem es oft durch das sog. amotivationale Syndrom AMS (s. S. 25) kommt, kann zusätzlich zu starken Versagensgefühlen und Hoffnungslosigkeit führen und das Selbstwertgefühl stark herabsetzen. Darüber hinaus stärkt Cannabis die Neigung, den Blick nach innen zu richten und sich zu isolieren, was sich wiederum kontraproduktiv auf die Heilungschancen einer Depression auswirkt.

Eine Abhängigkeit von Cannabis lässt sich jedoch kaum beeinflussen, solange der Betroffene an einer Depression leidet, denn ein depressiver Jugendlicher besitzt kaum die nötige Einsicht oder die Motivation, etwas an seinen schädlichen Konsumgewohnheiten zu ändern. In diesem Fall ist die Depression das grundlegende Problem, das zuerst behandelt werden sollte, damit der Betroffene überhaupt motiviert werden kann, den schädlichen Konsum zu beenden. Zusammenfassend ist zu sagen, dass Cannabiskonsum und Depression eine denkbar ungünstige Kombination ist, in der beide Störungen sich gegenseitig verstärken. Dies kann zu einem Teufelskreis führen und so die Suizidgefahr deutlich erhöhen.

»Fast hätte ich meine Freundin verloren!«

Martin ist mittlerweile 20 Jahre alt und lebt seit einem Jahr in einer Wohngemeinschaft. Er war von zu Hause ausgezogen, nachdem es mit den Eltern ständig zu Streitereien gekommen war. Diese Streitigkeiten drehten sich vor allem um das Rauchen und auch das Kiffen. Seine Eltern nervten ihn nur noch mit ihren Beschuldigungen, dass er ja drogenabhängig sei und außerdem zu viel Geld für Zigaretten ausgebe. Dabei war er der Meinung, dass sein Kiffen völlig normal sei, schließlich würde er nicht mehr kiffen als all seine Freunde auch, die nicht solchen Stress mit ihren Eltern hätten. Außerdem habe es auch Tage gegeben, an denen er nicht gekifft hätte, was für ihn der Beweis sei, dass er nicht abhängig ist. Die Auseinandersetzungen mit den Eltern zogen ihn jedoch immer weiter herunter, so dass er es besser fand auszuziehen.

Ein weiterer Grund für den Auszug war die Hoffnung, dass er in einer Wohngemeinschaft problemloser die Zeit mit seiner Freundin verbringen könnte. Diese hatte nämlich auch keine Lust mehr auf die Auseinandersetzungen mit seinen Eltern und fühlte sich bei ihm zu Hause nicht mehr wohl.

So suchte er sich eine Wohngemeinschaft und zog dort ein. Er hatte sich erhofft, dass der Auszug seine Stimmung verbessern würde. Leider trat dies jedoch nicht ein. Er verbrachte nun noch mehr Zeit allein in seinem Zimmer, und die Zeit, die er mit Rauchen und Kiffen verbrachte, nahm zu. Zunächst bedeutete der Auszug für die Beziehung zu seiner Freundin eine echte Entlastung, aber bald wirkte sich seine schlechte Stimmung und die Zunahme des Cannabiskonsums negativ aus. Die Freundin kiffte zwar ab und zu mal mit, hatte jedoch nicht das Bedürfnis, dies so häufig zu tun wie Martin. Schließlich gab es immer mehr Auseinandersetzungen zwischen ihm und seiner Freundin, bis sie eines Tages sagte, dass sie ihn verlassen werde, wenn er nicht aufhörte zu kiffen.

Da Martin dies als sehr bedrohlich empfand, suchte er eine Drogenberatungsstelle auf, um sich beraten zu lassen. Er war jedoch weiterhin der Meinung, dass das Kiffen gar nicht das Problem sei, sondern dass etwas mit seiner Stimmung nicht in Ordnung sei. Deshalb schickten ihn die Therapeuten der Drogenberatungsstelle zu einer Suchtambulanz einer psychiatrischen Klinik, in der er mit einem Psychiater sprechen sollte. In dem ersten Gespräch konnte der Psychiater ihm deutlich machen, dass der Cannabiskonsum bei einer Depression eine schädliche Wirkung hat. Martin sollte dann einen Kalender führen, in den er die genaue Konsummenge einzutragen hatte sowie seine Gedanken und Gefühle zum selben Zeitpunkt. Er sollte auch die Situation beschreiben, in der es zum Konsum gekommen war. Martin führte einen solchen Kalender für die nächsten Tage und merkte dabei, dass bereits das Aufschreiben seiner Konsumgewohnheiten ihm deutlich machte, dass sein Konsum außer Kontrolle geraten war. Diese Beobachtung führte ihm vor Augen, dass eine Reduktion des Konsums notwendig war. Beim nächsten Termin in der Suchtambulanz konnte der Psychiater ihn dazu überreden, eine zweiwöchige Konsumpause einzulegen. In diesen zwei Wochen merkte Martin, dass er morgens besser aus dem Bett kam, sich seine Stimmung jedoch verschlechterte. Da diese Zeit ohne Cannabis jedoch zu einer Verbesserung des Verhältnisses zu seiner Freundin führte, verlängerte er die zweiwöchige Pause um weitere zwei Wochen.

Mittlerweile wurde auch der Freundin klar, dass etwas mit Martin nicht in Ordnung war und dass es nicht nur am Cannabiskonsum lag. Im Laufe der nächsten Wochen verbesserte sich zwar sein körperliches Befinden ein wenig, aber die Stimmung rutschte weiter in den Keller. Der Psychiater schlug die Behandlung mit einem Antidepressivum vor, was von Martin zunächst abgelehnt wurde, weil er lieber versuchen wollte, die Problematik mit Hilfe von Gesprächen zu verbessern. In den Gesprächen konnte er zwar einige Konfliktbereiche mit seinen Eltern und auch seine Minderwertigkeitsgefühle bearbeiten, zu einer wesentlichen Verbesserung seiner Stimmung führten sie allerdings nicht.

Letztendlich erklärte sich Martin dann doch bereit, das Antidepressivum einzunehmen. Er hatte sich vorher auch im Internet über die Substanz kundig gemacht und dabei auch eine Chatgruppe entdeckt, in der viel über die möglichen Nebenwirkungen und den Umgang damit diskutiert wurde. Erst nachdem er das Medikament einige Wochen lang eingenommen hatte, konnte er eine leichte Verbesserung seiner Stimmung feststellen. Es dauerte noch ca. drei Monate, bis Martin sich psychisch ganz erholt hatte. Mittlerweile hatte er auch mehrere Monate lang kein Cannabis mehr geraucht, verspürte auch kein Bedürfnis danach und war froh, von dieser Droge losgekommen zu sein, die er zuletzt nur noch gegen seine schlechte Stimmung eingesetzt hatte.

3. Die Angst im Nacken – über Angststörungen

Unter Angststörungen werden anhaltende, starke Angstzustände oder kürzere, aber sehr heftige Panikattacken verstanden. Von Außenstehenden kann der Auslöser der Angst nicht nachvollzogen werden, ebenso wenig wie die Heftigkeit der Reaktion. Für die Betroffenen sind die Angstzustände sehr quälend und nicht zu kontrollieren.

Die Angststörungen gehören zu den am meisten verbreiteten psychischen Störungen. Etwa 7% der Gesamtbevölkerung leiden an Angststörungen, und jeder Siebte wird im Laufe seines Lebens davon betroffen sein. Oft treten Angststörungen zusammen mit anderen psychischen Störungen auf, vor allem mit Depressionen oder mit Psychosen.[70]

Von einer *generalisierten Angststörung* spricht man dann, wenn die Angst nicht ohne weiteres definierbar ist, wie z. B. bei den weiter unten beschriebenen, durch bestimmte Auslöser verursachten Angststörungen. Die generalisierte Angststörung tritt scheinbar ohne Grund auf und wird als eine Art Grundstimmung empfunden, die die Befindlichkeit beherrscht, auch wenn keine Angst auslösenden Stimuli vorhanden sind. Die Störung äußert sich dann in Form von übertriebener Angst und übergroßer Sorge und ist auf verschiedenste Lebenssituationen gerichtet, z. B. auf die Gesundheit, die finanzielle Situation, einen möglichen Unglücksfall usw. Die Betroffenen kommen dann aus dem Grübeln nicht mehr heraus, alles dreht sich nur noch um die Befürchtungen und die zu erwartenden Katastrophen. Die ständigen Angstgefühle können sich dann in dauernder Anspannung und Erregbarkeit ausdrücken und zu den verschiedensten körperlichen Beschwerden führen, wie z. B. zu Atemnot, Herzklopfen und Herzrhythmusstörungen, Übelkeit, Schwitzen sowie Schlaf- und Konzentrationsstörungen.

Ein Angstzustand, den man *Panikattacke* nennt, äußert sich durch ähnliche Symptome, wie z. B. durch Herzklopfen, Schwitzen, Zittern, Atemnot, Erstickungsgefühl, Beklemmung und Engegefühl in der Brust, Übelkeit oder Durchfall, wobei diese Symptome dann kürzer auftreten, aber wesentlich stärker ausgeprägt sind. Dem Betroffenen wird schwindelig, und er kann sogar das Gefühl bekommen, ohnmächtig zu werden. Womöglich ist ihm eiskalt, oder er bekommt Hitzewallungen. Auch Taubheitsgefühle und Kribbeln unter der Haut können vorkommen. Je nach Stärke können beinahe psychotische Empfindungen auftreten, wie z. B. das Gefühl der Unwirklichkeit oder das Gefühl, sich vom eigenen Körper zu lösen. Der Betroffene bekommt dann oft Todesangst oder hat Angst, die Kontrolle über sich selbst oder gar den Verstand zu verlieren.

Bei einer intensiven Panikattacke kommen mindestens vier von den beschriebenen Symptomen vor und erreichen in etwa zehn Minuten den Höhepunkt der Intensität.

Von einer *Panikstörung* spricht man, wenn Panikattacken wiederholt und unvorhersehbar auftreten. Panikstörungen treten häufig zusammen mit einer Agoraphobie (s. u.) auf.

Zur Kategorie der Angststörungen gehören auch die sog. *Phobien:* Durch eine ganz bestimmte Situation oder einen bestimmten Faktor wird eine nicht nachzuvollziehende und übertriebene Angstreaktion hervorgerufen.

Die häufigsten Phobien werden, je nach auslösender Situation oder Auslösefaktor wie folgt beschrieben:

Die *Agoraphobie*[71] ist ein heftiger Angstzustand, der in ganz normalen Alltagssituationen auftritt, und zwar überall dort, wo viele Menschen zusammentreffen wie z. B. im Kaufhaus, im Supermarkt, in den öffentlichen Verkehrsmitteln. Symptome der Agoraphobie können auch in ähnlichen Situationen in der Freizeit entstehen wie z. B. auf Reisen, im Kino, im Theater oder im Konzert.

Menschen, die an einer *sozialen Phobie* leiden, haben Angst vor Situationen, in denen sie im Mittelpunkt stehen, z. B. wenn sie vor Publikum eine Rede halten sollen, vor anderen Menschen essen oder durch eine Menschenmenge gehen müssen. Das Gefühl, beobachtet und bewertet zu werden, löst eine lähmende Angst aus und beeinträchtigt das Wohlbefinden stark. Dies kann dazu führen, dass solche Situationen ganz vermieden werden.

Die soziale Phobie hat viel mit der Angst zu tun, von anderen Menschen abgewertet und zurückgewiesen zu werden, und hängt vermutlich mit einem negativen Selbstbild bzw. mit fehlendem Selbstbewusstsein eng zusammen.

Von *isolierten* bzw. *spezifischen Phobien* spricht man dann, wenn die Angst durch ein bestimmtes Objekt ausgelöst wird. Bekannt ist z. B. die Angst vor Schlangen oder Spinnen. Manche Menschen können aber auch irrationale Angst vor Hunden, Katzen oder Pferden haben, andere haben große Angst vor Naturereignissen wie Sturm und Gewitter. Relativ viele Menschen leiden unter Höhenangst, und auch die Angst vor dem Fliegen ist nicht selten. Manche Menschen haben beim Autofahren eine solche Angst vor Unfällen, dass sie selbst nicht fahren können oder sogar das Mitfahren vermeiden.

Oft löst nicht nur die Situation selbst einen Angstzustand aus, sondern der Betroffene hat bereits Angst vor der Angst: Noch vor der Konfrontation mit der angstbesetzten Situation hat er Angst vor der eigenen Reaktion, und die typischen Symptome der Störung treten schon im Vorfeld auf.

Alle Angststörungen können zum sog. *Vermeidungsverhalten* führen. Wenn eine normale soziale Situation wie bei der Agoraphobie und der sozialen Phobie Angst einflößend erlebt wird, kann es vorkommen, dass Betroffene ihr ganzes Leben danach ausrichten, diesen normalen, sie aber extrem belastenden Situationen aus dem Wege zu gehen. In schwersten Fällen trauen sich die Betroffenen dann nicht mehr, ohne Begleitung ihre Wohnung zu verlassen. Manche verspüren trotz Begleitung immer noch Angst, die dann aber weniger ausgeprägt ist.

Wodurch können Angststörungen entstehen?

Auch bei diesen Störungen spielt die *Vulnerabilität* (vgl. S. 53) eine Rolle, zu der sowohl *genetische Faktoren* als auch *Lern-* und *Erfahrungseinflüsse* hinzukommen, die gemeinsam zu einer Angststörung führen können. Die Lern- und Erfahrungseinflüsse führen zu einer *Fehlinterpretation der Realität*, die durch einen kognitiven Fehler (fehlerhafte Wahrnehmung) bedingt ist.

Über den *Einfluss der Erziehung* (*»Überbehütung«* oder *angstinduzierender Erziehungsstil)* oder *traumatischer Lebensereignisse* gibt es Theorien, die jedoch empirisch schwer nachzuweisen sind, besonders was die Kausalität (Ursachenwirkung) betrifft. Dass traumatische Ereignisse bei der Entwicklung einer Angststörung eine Rolle spielen können, dürfte jedoch nachzuvollziehen sein.

Oft spricht man in Verbindung zu Angststörungen von einer *ängstlich-vermeidenden Persönlichkeitsstruktur,* die tiefenspychologisch bedingt sein kann. Aber auch hier handelt es sich um Vermutungen, die für den Einzelfall nicht ungeprüft übernommen werden können.

Außerdem können *neurobiologische Faktoren* bei der Entstehung der Angststörungen eine Rolle spielen. Wissenschaftler vermuten, dass es sich bei der pathologischen Angst um eine Stoffwechselstörung im Gehirn, vor allem der Botenstoffe *Noradrenalin* und *Serotonin* handeln könnte.

Verlauf der Angststörungen

Wie bei den meisten psychischen Störungen ist die Dauer einer Angststörung nicht vorhersehbar. Sie kann in Intervallen oder bei besonderen Ereignissen auftreten, durch bestimmte Faktoren ausgelöst oder aber chronisch werden, letzteres vor allem bei der generalisierten Angststörung.

Der Ausmaß der Angst kann von Fall zu Fall sehr variieren, und mildere Formen, die das Leben nicht so sehr beeinträchtigen, kommen relativ oft vor.

Wenn jedoch ganz normale Alltagssituationen vermieden werden oder die Angst notwendige Handlungen unmöglich macht, kann dies den Betroffenen bei seiner Ausbildung, Berufsausübung oder bei der Freizeitgestaltung stark beeinträchtigen. Die Belastung kann in Einzelfällen so groß sein, dass dem Betroffenen ein normales Leben nicht möglich ist. Es ist nahe liegend, dass derart gravierende Beeinträchtigungen das Selbstbewusstsein herabsetzen, zu Gefühlen von Hoffnungslosigkeit und zu einer Depression führen können.

Cannabis und Angststörungen – über die Wechselwirkung

Studien zufolge leidet fast jeder vierte Cannabiskonsument in einem hohen Ausmaß an Ängsten oder Panikattacken. Jugendliche, besonders Mädchen, die täglich konsumieren, sind von diesen Störungen am meisten betroffen.[72]

Eine Untersuchung in den ambulanten Drogeneinrichtungen in Deutschland ergab, dass 15% der Cannabisklienten an Angststörungen und 37% an Phobien leiden: 11% an einer Agoraphobie, 13% an Panikattacken und 17% an sozialen Phobien.[73] Im Vergleich zur Gesamtbevölkerung sind die Zahlen deutlich erhöht.

Der Entzug von Cannabis und der sog. Horrortrip (vgl. S. 23) können heftige Angstzustände hervorrufen und zu Panikattacken führen, die äußerst quälend sein können und über Stunden, manchmal aber auch über Tage oder Wochen anhalten. Diese Zustände können aber auch chronifizieren und sind dann von einer Angst- oder Panikstörung, die durch eine andere Ursachen ausgelöst worden ist, nicht mehr zu unterscheiden.

Die Angstgefühle gehen oft mit einem Gefühl der Unwirklichkeit einher – eine verzerrte Wahrnehmung, die für den Cannabisrausch typisch ist.[74] Bei fortgesetztem Konsum kann es bei einigen Konsumenten zu einem dauernden Angstzustand, zu der oben beschriebenen generalisierten Angststörung kommen, die chronisch werden kann und dann die Spontaneität und Sorglosigkeit des jungen Menschen sehr beeinträchtigt bzw. zerstört.

Bei Cannabiskonsumenten, die unter Angstzuständen leiden und das amotivationale Syndrom AMS (vgl. S. 25) entwickelt haben, kann die durch das Syndrom entstandene Rückzugsneigung eine problematische Verbindung mit den Angstgefühlen eingehen und dazu führen, dass der Betroffene schließlich eine Agoraphobie oder eine soziale Phobie entwickelt, sich mehr und mehr zurückzieht und schließlich ganz isoliert ist. Manche Konsumenten verlassen dann nur noch die Wohnung, um sich »was zum Rauchen« zu besorgen.

Kann Cannabis die Angst lindern?

Weil Cannabis eine beruhigende, entspannende Wirkung entfaltet, wird es häufig benutzt, um Angstzustände zu mindern und die Angst zu verringern,[75] z. B. wenn Schüler/Schülerinnen oder Studenten/Studentinnen unter Prüfungsangst leiden oder aber Angst haben, ein Referat zu halten. Es ist keine Seltenheit, dass Klausuren oder Prüfungen dann unter Cannabiseinfluss geschrieben werden. Trotz der anfänglichen, kurzfristigen Verringerung der Angst führt der Konsum aber langfristig fast zwangsläufig zu einer Verschlechterung des Befindens, auch weil Cannabis, wie oben erwähnt, relativ oft selbst Angstzustände verursacht.

Wie Dirk seine Ängste überwand

Dirk, 19 Jahre alt, war kein besonders guter Schüler, und deswegen hatte er auch immer wieder Ärger mit seinen Eltern. Gleichzeitig war er eher schüchtern und hatte nur wenige Freunde in der Schule. Über einen dieser Freunde hatte er erstmals Cannabis angeboten bekommen. Wenn Dirk Cannabis rauchte, merkte er, dass er seine Schüchternheit überwinden konnte und sich dann traute, mit anderen aus der Klasse zu sprechen. Sonst hatte er nämlich eher Angst, dass die anderen ihn nicht cool genug fanden und über ihn lachten.

Am schwierigsten war es für ihn, sich gegenüber Mädchen natürlich zu verhalten. Wenn er in seltenen Fällen zu einer Party eingeladen wurde, merkte er, dass er dorthin nur bekifft gehen konnte. Wenn er dazu noch ein paar Gläser Bier getrunken hatte, konnte er sich sogar mit den Mädchen unterhalten und sich auch mal auf die Tanzfläche wagen. Der Drogenkonsum nahm stetig zu, weil Dirk merkte, dass er dann mit seinen Mitschülern besser zurechtkam. Allerdings verschlechterten sich seine Noten und auch das Verhältnis zu seinen Eltern. Diese hatten überhaupt kein Verständnis für seinen Cannabiskonsum, durchsuchten immer wieder seine Kleidung nach Drogen und drohten ihm Strafen an. Dies führte zu einem Katz-und-Maus-Spiel, und Dirk blieb immer häufiger von zu Hause weg. Mit 18 zog er dann aus, nachdem er in längeren Auseinandersetzungen erreichen konnte, dass die Eltern ihm ein Zimmer in einer Wohngemeinschaft bezahlten.

Dirk war der Meinung, dass jetzt alles besser würde, nachdem der Stress mit den Eltern vorbei war. Er merkte jedoch bald, dass er nicht mehr aus seinem Zimmer herauskam, den ganzen Tag nur mit Kiffen verbrachte, sogar das Angebot einer Lehrstelle nicht annahm und sich immer weiter zurückzog. Nur nach Konsum von größeren Mengen Alkohol traf er sich gelegentlich mit seinen Freunden, wobei diese ihn wegen seiner Rückzugstendenz immer seltener ansprachen.

Nach einiger Zeit wandte sich Dirk an seine Eltern mit der Bitte um Hilfe, weil er den Eindruck habe, nicht mehr zurechtzukommen. Die Eltern schlugen vor, in einer nahe gelegenen Klinik in die Suchtambulanz zu gehen, weil sie davon ausgingen, dass das Ganze ein Abhängigkeitsproblem sei und Dirk eine Entgiftung machen müsse. Im Rahmen der ambulanten Behandlung in der Suchtambulanz wurde jedoch deutlich, dass Dirk Cannabis zunehmend dazu eingesetzt hatte, seine sozialen Ängste zu überspielen. Es wurde mit einer kognitiven Verhaltenstherapie zur Bearbeitung der sozialen Ängste begonnen, die durch eine Behandlung mit einem Antidepressivum ergänzt wurde. Dirk konnte sich darauf einlassen, mit dem Kiffen eine Pause zu machen.

Im Laufe der nächsten Monate kam es zu einer Besserung der Angstsymptomatik, und das Bedürfnis zu kiffen verschwand immer mehr. Dirk brauchte aber noch sehr lange, bis er es im Rahmen der Verhaltenstherapie schaffen konnte, auch ohne Kiffen oder Alkohol seine Angst zu überwinden und z. B. fremde Leute anzusprechen.

4. Ich muss und kann nicht anders – über Zwangsstörungen

Die sog. Zwangsstörungen äußern sich in Form von zwanghaften, unangenehmen Gedanken, sinnlosen Handlungen und/oder Impulsen, die zum Teil als Zwangsrituale durchgeführt werden.

Obwohl sie unerwünscht sind und ihre Sinnlosigkeit dem Betroffenen meist bewusst ist, steht er dem oft übermächtigen Zwang hilflos gegenüber. Selbst durch den größten Widerstand kann er den Zwang nicht unterdrücken – im Gegenteil: Je mehr er sich dagegen wehrt und sich darauf konzentriert, dem Zwang entrinnen zu wollen, desto dominanter kann dieser werden. Der Zustand kann als störend bis qualvoll empfunden werden und beim Betroffenen eine große Anspannung und starke Ängste auslösen.

Sowohl Zwangshandlungen als auch Zwangsgedanken dienen dazu, den Betroffenen vor vermeintlichem Unglück oder Schaden zu bewahren z. B. durch ritualisierte Waschhandlungen, die etwa vor gefährlichen Keimen und so vor ansteckenden Krankheiten schützen sollen. Häufig sind auch zwanghafte Gedanken z. B. darüber, die Tür nicht abgeschlossen oder die Herdplatte nicht ausgeschaltet zu haben. Obwohl sich der Betroffene vor Verlassen der Wohnung mehrmals davon überzeugt hat, alles kontrolliert zu haben, kann er eine so große Angst vor möglichen Einbrechern oder einem eventuellen Brand entwickeln, dass er unbedingt zurückkehren muss, um sich zu überzeugen, dass auch wirklich alles in Ordnung ist. In schweren Fällen ist der Betroffene sogar dann nicht zu beruhigen, wenn er alles nochmals kontrolliert hat.

Andere Zwangsstörungen verursachen das zwingende Bedürfnis, Gegenstände nach einem kuriosen oder strengen Muster anzuordnen und/oder diese Handlung nach einem bestimmten Schema, z. B. neun mal hintereinander, durchzuführen.

Zwangsgedanken können unangenehme, beängstigende und ekelhafte Inhalte haben, sich um religiöse oder sexuelle Themen drehen, mit aggressiven Bildern einhergehen oder magischen Charakter haben. Der Betroffene glaubt dann z. B., durch seine Gedanken oder durch symbolische Handlungen auf künftige Geschehnisse oder das Schicksal Einfluss nehmen oder Unglück abwehren zu können.

Auch Zwangsstörungen treten oft in Verbindung mit anderen psychischen Störungen auf, vor allem mit Depressionen, Angststörungen, Psychosen oder Substanzmissbrauch.

Etwa eine Person von hundert wird im Laufe ihres Lebens von einer Zwangsstörung betroffen; in einer milderen Form tritt sie sehr viel häufiger auf: »Habe ich das Bügeleisen ausgeschaltet?« hat sich wahrscheinlich jeder schon einmal gefragt.

Frauen entwickeln eine Zwangsstörung öfter als Männer; durchschnittlich tritt sie im Alter von knapp 20 Jahren erstmals auf.

Wie entstehen Zwangsstörungen?

Über die Ursachen von Zwangsstörungen gibt es verschiedene Theorien, auch Vermutungen über genetische Dispositionen und hirninterne Fehlfunktionen bis hin zu frühkindlichen Traumatisierungen, auf Grund derer es nicht möglich war, angemessene Bewältigungsstrategien zu entwickeln. Andere Erklärungen betonen ein erhöhtes Kontrollbedürfnis, das durch unbewusste Ängste und Schuldgefühle bedingt ist und den Betroffenen dazu veranlasst, z. B. gewisse Handlungen durchführen zu müssen. Neurobiologische Erklärungen beruhen auf der Annahme, dass der Stoffwechsel von Serotonin im Gehirn gestört ist.

Verlauf der Zwangsstörungen

Die Zwangsstörung kann in Episoden auftreten, aber auch fortschreiten und chronifizieren. Die Mehrzahl der Betroffenen, die behandelt werden müssen, leidet über lange Perioden, manche sogar Jahre lang unter der Störung.

In schwereren Formen kann eine Zwangsstörung das ganze Leben beherrschen, wenn z. B. gewisse, oft nach komplizierten Mustern durchgeführte Handlungen den ganzen Tag endlose Male wiederholt werden müssen. Ein derart schwerer Verlauf kann den Betroffenen völlig mit Beschlag belegen und eine normale Lebensführung fast unmöglich machen. Wegen der verbesserten Behandlungsmöglichkeiten sind diese schweren Symptome jedoch seltener und treten meist in Verbindung mit anderen schweren psychischen Störungen auf, z. B. der Schizophrenie.

Cannabis und Zwangsstörungen

Es gibt kaum wissenschaftliche Erkenntnisse über eine Verbindung zwischen Cannabiskonsum und dem Auftreten von Zwangsstörungen. Weil die innere psychische Anspannung bei einer Zwangsstörung enorm hoch sein kann und der Betroffene gegen diesen

Druck völlig machtlos ist, kommt es nicht selten vor, dass Suchtmittel eingesetzt werden, um die Anspannung zu lösen. Weil Cannabis krampflösend und dämpfend wirkt, wird es dann konsumiert, um zur Ruhe zu kommen und sich zu entspannen. Eine derartige Selbstbehandlung, selbst wenn sie kurzfristige Erleichterung bewirken mag, ist jedoch gefährlich, weil sie andere psychische Beeinträchtigungen hervorruft wie z. B. Ängste, die auch bei der Zwangsstörung eine Rolle spielen und diese weiter verschlimmern kann.

5. Selbstmordgefährung – die Lust am Leben schwindet

Die höchste Selbstmordrate gibt es in der Altersgruppe der 15–24-Jährigen. Betroffen sind also vor allem Jugendliche in der Pubertät sowie junge Erwachsene, die in einem Alter sind, in dem psychische Störungen, z. B. die affektive Störung (Depression) und die Schizophrenie erstmals auftreten. In dieser Altersgruppe wird auch die größte Menge Cannabis konsumiert.

Sowohl Substanzabhängigkeit als auch andere psychische Störungen führen zu erhöhter Selbstmordgefährdung. Durch zahlreiche internationale Untersuchungen konnte rekonstruiert werden, dass über 90% der Selbstmordopfer vor der Tat an einer psychischen Störung litten.[76] Bei Suchtkranken beträgt die Selbstmordrate 10% bis 15% (Lebenszeitprävalenz).[77] Im Vergleich zum Bevölkerungsdurchschnitt ist das Risiko um das Zehnfache erhöht.[78] In Bezug auf Cannabisabhängigkeit wurde in den entsprechenden Studien eine ebenso gravierende Erhöhung der Selbstmordrate festgestellt.[79] Alles in allem stehen 70% aller Selbstmorde bei Jugendlichen und jungen Erwachsenen in direktem Zusammenhang mit akutem Substanzmissbrauch.[80]

Fast jede psychische Störung, die einen schweren Verlauf nimmt, erhöht die Suizidgefahr drastisch. Da fast jede psychische Störung die normale Lebensführung stark beeinträchtigen oder gar zerstören kann, ist dies sehr häufig mit tiefen Gefühlen der Ausweglosigkeit verbunden, die im Extremfall zum Suizid führen können.

Was die Rolle des Cannabiskonsums betrifft, so kann die Drogenwirkung, wie oben beschrieben, eine hoffnungslose, düstere Stimmung noch verschlimmern, besitzen doch alle Rauschdrogen die gemeinsame Eigenschaft, die jeweilige Stimmungslage zu verstärken. Hinzu können weitere, durch die Cannabiswirkung hervorgerufene Beeinträchtigungen kommen wie z. B. Konzentrations- und Gedächtnisstörungen, verminderte Antriebskraft und Leistungsfähigkeit. Diese können zur Vernachlässigung der Alltagspflichten und entsprechenden Einbußen und Misserfolgen in den schulischen und beruflichen Leistungen führen, was wiederum Gefühle der Ausweglosigkeit und Selbstablehnung steigert und die Selbstmordgefährdung erhöht, zumal bei Jugendlichen, die z. B. wegen der Folgen ihres Cannabisproblems die Schule oder die Ausbildung abgebrochen und infolgedessen kaum Zukunftsperspektiven haben.

Wie Angehörige und Freunde eine Selbstmordgefährdung erkennen können, wird auf S. 150 ff. beschrieben.

Teil II

DOPPELTE BETROFFENHEIT – ÜBER DIE BEHANDLUNG

Doppeldiagnose oder Komorbidität? – Begriffsklärung

Wenn eine Sucht/Abhängigkeit und eine parallel auftretende zweite psychische Störung festgestellt wird, spricht man von einer *Doppeldiagnose*. Eine Doppeldiagnose ergibt sich im Zusammenhang mit einer sog. *Komorbidität*[81]. Dieser Begriff bezeichnet das gleichzeitige Auftreten von mindestens zwei Erkrankungen. Diese parallel auftretenden Störungen stehen in Wechselwirkung zueinander, und ihre Symptome sind miteinander verflochten. Weil die eine oder andere Störung auch zeitweilig abklingen kann, während die andere bestehen bleibt und umgekehrt, ist die Diagnose selten eindeutig.

Beide Störungen können von Fall zu Fall einen jeweils völlig unterschiedlichen Verlauf einnehmen. So kann fast jede Störung in kurzer Zeit völlig ausheilen und nie wieder auftreten, in Intervallen wiederkehren, allmählich schwächer, wieder stärker oder auch chronisch werden. Es kann auch zu den verschiedensten Kombinationen der hier beschriebenen Verlaufsformen kommen: Wenn zwei Störungen parallel auftreten, kann deren Verlaufsform ineinander verflochten sein und beliebig variieren.

Außerdem kann es sein, dass die beiden Störungen zu unterschiedlichen Zeitpunkten erstmals auftreten: So ist der psychisch Kranke z. B. anfangs noch gar nicht abhängig. Hat er bisher noch keine negativen Konsumfolgen erfahren, will er die Schädlichkeit des Drogenkonsums womöglich nicht einsehen. Im Laufe der Zeit steigert er dann aber den Konsum und wird abhängig, wodurch eine negative Wechselwirkung zwischen jetzt zwei bestehenden Störungen verursacht wird. Solange der Betroffene aber glaubt, dass die belastenden Symptome nur durch die psychische Störung, z. B. durch eine Psychose, und nicht durch die Abhängigkeit verursacht werden, wird er den schädlichen Drogenkonsum nicht aufgeben wollen. Darum ist es wichtig, dass die Komplexität, mit der die beiden Störungen ineinander verflochten sein können, immer mit berücksichtigt wird.

Doppelte Betroffenheit – spät erkannt und nicht ausreichend behandelt

Viele Menschen sprechen gerne über ihre Krankheiten; häufig werden sogar Sozialkontakte auf dieser Basis geknüpft und aufrechterhalten. Das trifft bei psychischen Störungen nicht zu, die, solange sie nicht auffallen, meistens verschwiegen werden. Zudem können Betroffene nur selten mit Verständnis oder Mitgefühl rechnen, sondern fühlen sich häufig diskriminiert. Bei einigen psychischen Störungen, wie z. B. bei Angst- und Zwangsstörungen, zeichnet sich inzwischen allerdings ein Umdenken ab: Dank der Medienberichte und Fernsehauftritte Betroffener wird diesen Störungen inzwischen mehr Verständnis entgegengebracht. Das gilt auch für die Depression, zumal sie in wirtschaftlich unsicheren Zeiten und angesichts düsterer Zukunftsperspektiven gut nachzuvollziehen ist.

Anders ist es sowohl bei der Schizophrenie als auch bei der Abhängigkeit von Rauschmitteln, vor allem von illegalen Drogen. Diese psychischen Störungen gelten nach wie vor als Tabuthemen, über die in der Bevölkerung nicht gesprochen wird. In einigen Familien wissen sogar Familienmitglieder wie z. B. Onkel und Tanten oder die Großeltern nichts von einer solchen Erkrankung eines Kindes. Solange ein Thema in der Bevölkerung verschwiegen wird, bleibt es mit Vorurteilen, Missverständnissen und Unwissenheit verbunden, was wiederum zu einer Diskriminierung der Betroffenen führt.

So ist es kein Wunder, wenn beide Arten von psychischen Störungen lange verdrängt und später erkannt werden als andere Erkrankungen.

Bei der doppelten Betroffenheit stellt sich zudem die Frage: Welche Erkrankung erscheint mir weniger bedrohlich? Die persönliche »Präferenz« spielt bei der Früherkennung mit eine Rolle. Wie in keinem anderen Bereich können die Chancen auf eine frühzeitige fachliche Behandlung durch Ängste und subjektive Wertungen verringert werden. Je nachdem, wie Angehörige und Betroffene die Situation beurteilen und z. B. die Sucht annehmen, aber die andere psychische Störung verdrängen, oder umgekehrt, wenden sie sich womöglich an eine Einrichtung, wo nur eine der beiden Störungen berücksichtigt wird.

Leider kommt es oft vor, dass die eine oder andere Störung nicht erkannt oder vernachlässigt wird: Abweichendes Benehmen wird in der Gesellschaft, besonders bei Jungen und jungen Männern, zu einem gewissen Grad toleriert. Und weil die Symptome einiger psychischer Störungen, einschließlich Abhängigkeit, manchmal Pubertätsproblemen ähneln, werden sie nicht selten mit einer Entwicklungsstörung verwechselt.

Erschwerend kommt hinzu, dass die Symptome einiger anderer psychischer Störungen denen der Drogenabhängigkeit ähneln, und so wird es noch schwieriger sein, die jeweilige Störung zu erkennen. Zu den mehr oder weniger identischen Symptomen gehören z. B. Vernachlässigung der Alltagspflichten und der körperlichen Pflege, Veränderung der Essgewohnheiten und des Tages- und Nachtrhythmus, Aggressivität und Gefühlsschwankungen, emotionale Distanz und sozialer Rückzug.

Viele niedergelassene Ärzte, praktizierende Psychologen oder aber kommunale Sozialpädagogen, die als erste Anlaufstelle in Frage kommen, haben oft keine adäquate Ausbildung und auch nicht genug Erfahrung, mit der doppelten Betroffenheit angemessen umzugehen. Noch immer gibt es Drogenberatungsstellen, in denen Cannabismissbrauch bagatellisiert wird. Wenn dann die durch Cannabismissbrauch verursachten Probleme von den betroffenen Jugendlichen heruntergespielt oder geleugnet werden, wird das ihnen bei der Beratung nicht selten geglaubt, und das Problem wird nicht ernst genommen.

Bei den Mitarbeitern in der Drogenhilfe fehlt oft die nötige Ausbildung, andere psychische Störungen zu erkennen, und da eine psychiatrische Behandlung noch immer mit vielen Vorurteilen belegt ist, kommt sie für viele erst dann in Frage, wenn jede andere Behandlungsmöglichkeit ausgeschöpft worden ist. Besonders bei der Schizophrenie kann sich dies fatal auswirken, weil eine Späterkennung und ein später Behandlungsbeginn häufig zu einem schwereren Verlauf führen.

Es ist wichtig, dass keine der Störungen übersehen oder vernachlässigt wird. Um eine vollständige Genesung zu erreichen, muss jede Störung angemessen behandelt werden, vor allem weil die Wechselwirkung zwischen den beiden den Gesundheitszustand insgesamt mehr beeinträchtigt als die einzelne Störung jeweils für sich. Bleibt eine (oder gar beide Störungen) unbehandelt, kann dies langfristig zu bleibenden Persönlichkeitsveränderungen des Betroffenen führen.

Wegen der oben beschriebenen Verflechtung der Symptome ist es auch für Fachleute nicht einfach, ein vollständiges Krankheitsbild zu erstellen und die Doppeldiagnose zu stellen. Aus diesem Grund ist es wichtig, dass die Bezugspersonen danach befragt werden, wann die jeweiligen Symptome zum ersten Mal aufgefallen sind: War es, bevor es zu Drogenproblemen kam, oder erst danach? Welche Verkettung zwischen den beiden Störungen besteht, ist allerdings im Nachhinein meist schwer festzustellen.

Wenn eine psychische Störung vorliegt, hat ein Drogenkonsum in jedem Fall eine sehr ungünstige Auswirkung auf den Verlauf, auch wenn die Droge scheinbar eine vorübergehende Erleichterung und kurzfristige Besserung bewirken sollte.

1. Psychose und Cannabisabhängigkeit – über die Behandlung

> Der Individualisierungsprozess setzt ein, sobald wir damit aufhören, andere für unsere Gefühle verantwortlich zu machen und anfangen, unsere Emotionen und Intuitionen als unsere Lehrer zu akzeptieren.
>
> *Philip R. Kavanaugh*[82]

Die Behandlung einer Psychose und die einer Substanzabhängigkeit sind hinsichtlich der ihnen zugrunde liegenden Behandlungsphilosophie völlig gegensätzlich. Der therapeutische Ansatz der Drogenhilfe ist durch Konfrontation bestimmt: Der Abhängige sollte die schädlichen Konsequenzen seines Verhaltens erfahren, damit er zur Einsicht kommt und sein Verhalten ändert. Im Extremfall wird dies so verstanden, dass der Suchtkranke »ganz unten« sein muss, um endlich seine Lage zu erkennen. Eine konfrontative Therapie ist bei einer Psychose jedoch völlig ungeeignet und würde einen psychotischen Patienten überfordern; bei einer Psychose ist vielmehr eine stützende und strukturgebende Therapie notwendig. Bei der psychiatrischen Behandlung der doppelten Betroffenheit geht es darum, eine ausgewogene Balance zwischen den beiden unterschiedlichen Therapieansätzen zu erreichen. In der modernen Suchttherapie werden inzwischen motivierende Therapieverfahren verwendet, die auch für die Behandlung doppelt Betroffener gut geeignet sind, wenn die psychotischen Symptome abgeklungen sind.

Bei der Behandlung einer Psychose wird zwischen *Akutbehandlung* und *Langzeitbehandlung* unterschieden. In der akuten Phase ist das wichtigste Ziel zunächst, die psychotischen Symptome zu unterdrücken. Während der Akutbehandlung wird jede Art von Stress vermieden; der Umgang mit dem Patienten sollte behutsam und einfühlsam sein. Vor allem braucht der Betroffene viel Ruhe, positive Stärkung und emotionale Unterstützung.

Es ist wichtig, die verschiedenen Therapiekomponenten der *Langzeitbehandlung* zu koordinieren, um ihre optimale, langfristige Wirksamkeit sicherzustellen, – nicht nur im medizinischen Sinne, sondern auch in sozialer Hinsicht. So sollten alle einzelnen Therapiemaßnahmen als Bausteine angesehen werden, mit deren Hilfe das langfristige Ziel, die soziale und schulische/berufliche Wiedereingliederung, angestrebt wird.

Im Zusammenhang mit der Behandlung der Abhängigkeit ist eine soziotherapeutische Begleitung wichtig, damit das Behandlungsziel, die Abstinenz, nachhaltig erreicht werden kann. Ohne Berücksichtigung des sozialen Aspektes sind die Chancen gering, dass die soziale Wiedereingliederung langfristig gelingt.

Wenn der Betroffene es nicht schafft, befriedigende Ziele im Bereich Schule/Ausbildung/Beruf zu erreichen, kann dies bei ihm zu einer großen Frustration und zu Versagensgefühlen führen, die eine erhöhte Drogenrückfallgefährdung nach sich ziehen können. Eine solche negative Entwicklung lässt einen Teufelskreis entstehen, und die parallele psychische Störung verschlechtert sich durch den fortgesetzten Drogenkonsum und kann chronisch werden.

Stationäre Behandlung einer Psychose

Wenn psychotische Symptome auftreten, sollte der Betroffene so schnell wie möglich einen Facharzt für Psychiatrie konsultieren. In den meisten Fällen wird der Patient dann in eine psychiatrische Klinik oder in eine psychiatrische Abteilung eines allgemeinen Krankenhauses eingewiesen.

Im Idealfall ist der Betroffene mit der Klinikeinweisung einverstanden, und dann haben er und seine Angehörigen die Möglichkeit, sich nach einer geeigneten Einrichtung umzusehen, in Ruhe die notwendigen Vorbereitungen zu treffen und sich mental auf den Klinikaufenthalt einzustellen.

Weil doppelt Betroffene jedoch häufig uneinsichtig sind und ihre Erkrankung nicht wahrhaben wollen, erfolgt die Ersteinweisung nicht selten unfreiwillig.

Eine *unfreiwillige Einlieferung* ist nur dann möglich, wenn eine *konkrete Selbst- oder Fremdgefährdung* vorliegt, z. B. bei einem Selbstmordversuch oder einem tätlichen Angriff auf Mitmenschen. Die Weigerung, sich behandeln zu lassen oder Medikamente einzunehmen, reicht hier nicht. Bei einer unfreiwilligen Einlieferung muss durch den Notruf die Polizei eingeschaltet werden, die in einigen Bundesländern, wie z. B. in Hamburg, den psychiatrischen Notdienst kontaktiert. Die psychiatrisch geschulten Fachleute führen auf der Polizeiwache ein Gespräch mit dem Betroffenen und treffen eine vorläufige Entscheidung über eine Einweisung. Im Fall einer empfohlenen Einweisung wird der Betroffene in einer psychiatrischen Klinik untergebracht. Innerhalb von 24 Stunden wird dann ein Richter die endgültige Entscheidung über die Unterbringung treffen.

Wahl der Klinik

Eine kontinuierliche Behandlung ist von größter Wichtigkeit, und deshalb ist es zu empfehlen, dass eine Klinik ausgesucht wird, die in der Nähe des Wohnortes liegt und später die ambulante Behandlung übernehmen kann.

Es wäre wünschenswert, dass die Klinik eine integrierte Sucht- und Psychiatriestation hat oder dass die beiden Stationen nebeneinander liegen und kollegial zusammenarbeiten.

Eine moderne psychiatrische Einrichtung hat eine freundliche Atmosphäre. Das Behandlungskonzept wird mit dem Betroffenen und seinen Angehörigen Schritt für Schritt besprochen. Sie werden über die Art der Behandlung und über die geschätzte Dauer des

Aufenthalts informiert. In einer modernen und gut geführten Klinik werden die Eltern von Anfang an in die Gespräche mit einbezogen, es sei denn, dies würde von einem volljährigen Kind ausdrücklich abgelehnt, was aber eher eine Ausnahme ist.

Soziotherapie

Psychische Störungen entstehen vorwiegend während einer wichtigen und prägenden Entwicklungsphase, in der wesentliche Weichen für die künftige Lebensplanung gestellt werden, z. B. was die Schul- und Berufsausbildung oder Partnerschaften betrifft. Gerade in diesen Bereichen stellt eine psychische Erkrankung eine starke Beeinträchtigung dar. Bei der Behandlung von Psychosen geht es also nicht nur um einen Abbau der Symptome und die Heilung der Krankheit, sondern auch um die Stärkung von Fähigkeiten und Fertigkeiten, die durch die Erkrankung in Mitleidenschaft gezogen wurden oder gar nicht erst entwickelt werden konnten.

Im Rahmen der Soziotherapie wird versucht, die sozialen Kompetenzen des Betroffenen zu stärken und die einzelnen therapeutischen Komponenten so zu koordinieren, dass das Ziel einer langfristig erfolgreichen und möglichst vollständigen sozialen Wiedereingliederung in die Gesellschaft erreicht wird. Bei diesem Prozess sollen die positiven Ressourcen des Betroffenen in seinem sozialen Umfeld mit einbezogen und aktiviert werden.

Psychotherapie

Bei der Psychotherapie der Psychose stehen stützende und empathische Ansätze im Vordergrund. Aufdeckende und konfliktorientierte Verfahren sind dagegen nicht empfehlenswert, weil durch die Konfrontation mit traumatischen oder belastenden Ereignissen aus der Kindheit oder aus der Vergangenheit mitunter sogar psychotische Episoden ausgelöst werden können.[83]

Es ist ein wichtiges erstes Therapieziel, dem Betroffenen das Gefühl zu vermitteln, dass er der Krankheit nicht hilflos ausgeliefert ist, sondern lernen kann, sowohl auf die Symptome als auch auf den Krankheitsverlauf positiven Einfluss auszuüben.

Die Fähigkeit des Betroffenen, das eigene Verhalten zu beobachten, soll angesprochen werden. Dies setzt die Annahme voraus, dass der Mensch fähig ist, sein Verhalten günstig zu beeinflussen, selbst dann, wenn eine schwere psychische Störung vorliegt.

Die *Verhaltenstherapie* sieht im Problemverhalten selbst die eigentliche Störung. Die negativen bzw. gestörten Verhaltens- und Kommunikationsmuster sollen identifiziert, umgedeutet, korrigiert und durch positive Muster ersetzt werden.

Es ist ein Ziel der Verhaltenstherapie, auf die irrigen psychotischen Überzeugungen durch kognitive Maßnahmen Einfluss zu nehmen. Dies geschieht durch eine behutsame Überprüfung der Realität, an die die gestörten Gedankenmuster angeglichen werden sollen.

In Bezug auf die Wahngedanken wird zunächst die Bedeutung des Wahns ausgearbeitet. An Stelle des Wahns werden dann realitätsbezogene Alternativen besprochen, damit man auf dieser Basis mit Hilfe der Therapie eine Neuorientierung ausarbeiten kann. Es geht darum zu lernen, die Wahngedanken zu identifizieren und diese dann Schritt für Schritt in einen Prozess zu integrieren, in dem das Gefühl bestärkt wird, dass der Betroffene dem Wahn nicht hilflos ausgeliefert ist, sondern sich selbst in die Lage versetzen kann, Kontrolle über die Symptome auszuüben.

Darüber hinaus bietet die Verhaltenstherapie Konzepte für eine verbesserte Bewältigung der sog. negativen Symptome. Da diese Symptome Ängste und Befürchtungen hervorrufen, trägt ihre bessere Bewältigung zur Fähigkeit bei, mit der Krankheit aktiv und konstruktiv umzugehen. Der Betroffene soll lernen, sich zu beobachten, um bestimmen zu können, in welcher Situation die Symptome entstehen. Mit Hilfe der Therapie kann er dann lernen, zwischen den Symptomen und den gesunden Anteilen zu unterscheiden.

Durch eine *Gesprächstherapie* soll der Betroffene lernen, sich auf seine inneren Kraftquellen zu besinnen und daraus zu schöpfen, um eine positive Neuorientierung erarbeiten zu können. Die Therapie spricht die Selbstheilungskräfte an, das Therapieklima ist akzeptierend, warm, von Wertschätzung und Empathie geprägt. Die Therapie setzt sich eine positive Persönlichkeitsentwicklung zum Ziel, die mit der Stärkung der inneren Freiheit und der Selbstbestimmung einhergeht. Durch eine positive Neuorientierung sollen wichtige Lebensziele erreicht werden. Weil der Therapeut auf jede Lenkung verzichtet, hat der Patient das Gefühl, die positiven Veränderungen aus eigener Kraft herbeigeführt zu haben.

Wichtige Ziele der Psychotherapie sind außerdem, die Einsichtsfähigkeit zu fördern und das durch die Psychose angeschlagene Selbstwertgefühl des Betroffenen aufzubauen. Darüber hinaus geht es darum, die soziale Kompetenz zu stärken und dem Betroffenen lebenspraktische Fähigkeiten zu vermitteln.

Bei der Auswahl des Therapieverfahrens sollten die individuellen Bedürfnisse des Betroffenen berücksichtigt und die Therapie möglichst flexibel diesen Bedürfnissen angepasst werden.

Psychoedukation

Diese Therapiekomponente umfasst die Vermittlung von Informationen über die Erkrankung und ihre Behandlung – eine wichtige Voraussetzung dafür, den Genesungsprozess positiv beeinflussen zu können.

Um die nötigen Informationen zur Verfügung zu stellen, werden in vielen Kliniken im Rahmen der Psychoedukation Infoveranstaltungen organisiert. Sobald der Patient stabil genug ist, kann er an einer ärztlich geführten Infogruppe teilnehmen. Für den Betroffenen ist es z. B. wichtig, dass er versteht, welche Wechselwirkung zwischen dem Drogenkonsum und der psychischen Störung besteht. Wenn er weiß, dass die Medikamente nur dann helfen, wenn sie pünktlich und regelmäßig, oft auch über einen längeren Zeitraum eingenommen werden, wird er eher bereit sein, dem Behandlungsplan zu folgen. Und nur wenn er über die Symptome und das Krankheitsbild Bescheid weiß, kann er z. B. die Frühwarnzeichen erkennen und lernen, darauf zu reagieren, damit ein psychotischer Rückfall so schnell wie möglich abgefangen werden kann.

Die Angehörigen wiederum brauchen starke emotionale Unterstützung, damit sie ihre Ängste und Schuldgefühle abbauen können und sich weniger diskriminiert fühlen. In den Infogruppen haben sie Gelegenheit, sich in angenehmer Atmosphäre mit anderen Angehörigen über ihre Sorgen und Erfahrungen auszutauschen und dem Arzt Fragen zu stellen. Sie erhalten fundierte Informationen darüber, was sie beachten müssen, ihnen wird geholfen, die Krankheit und ihre Behandlung zu verstehen, und sie können erkennen, welche wichtige

Rolle sie im Genesungsprozess des Patienten spielen. Aus diesem Grund wäre es wünschenswert, dass möglichst viele Bezugspersonen an einem solchen Programm teilnehmen – seien es die Eltern, Stiefeltern, Geschwister, Stiefgeschwister, die Lebensgefährtin / der Lebensgefährte oder Freunde und Freundinnen.

Training der sozialen Kompetenz

Viele psychotische Symptome führen dazu, dass der Betroffene seine Mitmenschen meidet und sich vielleicht sogar ganz aus seinen sozialen Kontakten zurückzieht, und so stellt das Training der sozialen Kompetenz ein wichtiges Element in der Behandlung von Psychosen dar. Die Verhaltenstherapie bietet Übungen und Rollenspiele in Kommunikation und sozialer Interaktion, mit deren Hilfe der Betroffene seine Kompetenz und seine Selbstsicherheit im Umgang mit seinen Mitmenschen wieder aufbauen kann.

Kognitives Training

Das kognitive Training hat zum Ziel, die durch die Psychose beeinträchtigten kognitiven Fähigkeiten d. h. solche, die das Denken und die Wahrnehmung betreffen, zu verbessern. Es geht dabei in erster Linie um Konzentration, Aufmerksamkeit, Gedächtnis, Wahrnehmen und Begreifen von komplexen Zusammenhängen, geistige Wachheit und Flexibilität. Kognitive Fähigkeiten spielen auch im emotionalen Bereich, beim Aufbau sozialer Kompetenz und bei der Verbesserung der Lebensqualität eine große Rolle.

Beim kognitiven Training werden heute zunehmend computergestützte Trainingsprogramme eingesetzt. Diese sind flexibel und enthalten spielerische Elemente, die die Neugierde wecken, Spaß machen und so den Betroffenen stärker motivieren können.

Gruppentherapie

Wenn die akute psychotische Phase vorüber ist und der Betroffene belastbar genug ist, sich den anderen Teilnehmern zu öffnen und vor ihnen über seine Probleme zu sprechen, kann mit einer Gruppentherapie begonnen werden.

Gerade doppelt Betroffene leiden oft unter sozialen Defiziten: sie haben sich womöglich von ihren Freunden zurückgezogen und recht isoliert gelebt, und so können sie von einer Gruppentherapie mit gleichaltrigen Patientinnen und Patienten sehr profitieren. Das Training sozialer Fähigkeiten z. B. durch Rollenspiele oder andere Übungen stellt auch einen wichtigen Baustein der Gruppentherapie dar.

Familientherapie

Beim Erstkontakt mit dem Arzt / dem Therapeuten sind Angehörige oft sehr belastet, was nicht verwunderlich ist, haben sie doch oft eine lange und leidvolle Odyssee hinter sich, bis sie die Erkrankungen erkannt und das erste Mal einen Facharzt kontaktiert haben. Vielfach haben sie traumatische Erfahrungen durchlebt und sind mit ihren Kräften zu Ende. Nicht nur der Patient, sondern auch die Angehörigen brauchen viel Unterstützung und verständnisvolle Zuwendung.

Das Einbeziehen der Familie in das Behandlungskonzept sollte heute eine Selbstverständlichkeit sein. Dies bedeutet nicht, dass die Familie oder die einzelnen Angehörigen als »krank« angesehen werden, sondern die Therapie hat zum Ziel, die Familie bei der Bewältigung der schweren Lebenskrise zu unterstützen. Aus empirischen Studien geht hervor, dass Familientherapien sowohl den Betroffenen als auch deren Angehörigen von großem Nutzen sind.

Ergotherapie

Ergotherapie umfasst Beschäftigungen, mit denen die Kompetenz des Patienten, seinen Alltag zu bewältigen, gefördert werden kann. Sie beruht auf der Annahme, dass sinnvolle Beschäftigung einen günstigen therapeutischen Effekt hat.

In erster Linie sollte die Beschäftigung dem Betroffenen Freude machen und ihm ein Erfolgserlebnis vermitteln. Darüber hinaus geht es darum, eine bessere Tagesstruktur zu entwickeln und die soziale Interaktion und zwischenmenschliche Kommunikation zu verbessern. Das Therapieangebot kann aus praktischen Aufgaben bestehen wie z. B. Einkaufen, Kochen, Nähen und Waschen oder Ausführen kleinerer Reparaturen. Ergotherapie umfasst aber auch kreatives und künstlerisches Gestalten mit verschiedensten Materialien, z. B. Ton, Keramik oder Holz, Handarbeiten, Basteln und bildnerisches Gestalten. Gemeinsame Unternehmungen wie z. B. Ausflüge oder die Organisation eines Festes gehören ebenfalls in den Bereich der Ergotherapie.

Das Bewegungs- und Wohlfühlprogramm

Ein Bewegungsprogramm sollte in keiner Psychosetherapie fehlen. Der gemeinsame Sport fördert nicht nur das Gemeinschafts- und Gruppengefühl, sondern er hat einen positiven Einfluss auf den hirninternen Stoffwechsel, trägt zum körperlichen Wohlbefinden bei und stärkt das Selbstwertgefühl. Früh- oder Hallensport, Sport im Freien wie z. B. Jogging oder Walking gehören in vielen Einrichtungen zum Therapieangebot dazu. Günstig auf die Genesung wirken sich auch geschicklichkeitsfördernde Sportarten wie z. B. Badminton oder Tischtennis aus. Yoga und Tanzen tragen zu einer Verbesserung des Körperbewusstseins bei; Teamsportarten wie Volleyball, Basketball oder Fußball verbessern die Kondition und fördern die Entwicklung sozialer Kompetenzen sowie den Aufbau eines Gruppengefühls.

In vielen Kliniken werden die Patientinnen und Patienten über eine gesunde Ernährung informiert. Dies ist wichtig, weil gerade Abhängige sich manchmal recht lange ungenügend bzw. ungesund ernährt haben. Die Zutaten für gesunde und vielseitige Mahlzeiten werden gemeinsam eingekauft und zubereitet. Das Erlernen einer ausgewogenen Ernährung und Einüben regelmäßiger Essenszeiten stellen eine Grundlage dar, gute Essgewohnheiten zu entwickeln, die über die Therapie hinaus beibehalten werden sollten.

Andere Therapieverfahren

Weitere Therapieverfahren, die als begleitende Maßnahmen und Ergänzung eingesetzt werden, werden hier nur kurz beschrieben, auch, weil sie nicht immer von den Krankenkassen anerkannt werden. Diese sind die *Tanz-* und die *Kunsttherapie*, die *konzentrative Bewegungstherapie* und die *Musiktherapie*. Diese Therapien werden meistens in Gruppen durchgeführt und sollen dazu beitragen, dass die Patientin bzw. der Patient Sinneseindrücke oder Bewegung bewusst erlebt, um sich so mehr öffnen und Zugang zu den eigenen Gefühlen bekommen zu können. Anders als in der Ergotherapie oder im Bewegungsprogramm stellen diese Therapiekomponenten jeweils eigenständige therapeutische Methoden dar, bei denen es darum geht, über ein bestimmtes Medium (Malen, Tanzen, Bewegung, Musik) besseren Zugang zu dem Patienten zu bekommen, um ihn für die Therapie überhaupt öffnen und dadurch einen therapeutischen Nutzen erreichen zu können.

Therapeutische Sondereinrichtungen

Reine Drogeneinrichtungen sind für die Behandlung von Cannabiskonsumenten selten geeignet, insbesondere, wenn dort vorwiegend Heroinsüchtige behandelt werden. Die Altersstrukturen passen nicht zueinander, und beide Gruppen haben völlig andere Probleme und Ziele, was in der Behandlung berücksichtigt werden müsste, aber kaum möglich ist. Auch können diese Betroffenengruppen nur selten Verständnis füreinander aufbringen. Die Erfahrung hat allerdings gezeigt, dass Gleichaltrige leichter Zugang zueinander finden und gut zusammen in einer Gruppe arbeiten, unanhängig davon, welche Drogen sie konsumiert haben. Allerdings ähneln sich die konsumierten Drogen und die Konsummuster der jeweiligen Altersgruppe, und eine reine Heroinsucht stellt heute bei Jugendlichen unter 25 Jahren eher eine Ausnahme dar.

Es gibt vereinzelt kleinere stationäre Einrichtungen, die sich auf die Behandlung von doppelt betroffenen Patienten spezialisiert haben, doch diese sind zum Teil auf dem Land oder sehr abgelegen, so dass eine spätere ambulante Betreuung nicht möglich ist. Weil sie sich nicht an ihrem Wohnort befinden, können die Patienten während der Therapie auch nicht damit beginnen, sich sozial zu integrieren oder einen neuen Freundeskreis aufzubauen.

Ein Vorteil solcher Einrichtungen ist, dass etwa gleichaltrige Jugendliche behandelt werden, die auch von ihrer Problemlage her zusammenpassen.

Diese Sondereinrichtungen nehmen nicht immer Patienten an, die noch akute psychotische Symptome haben. Wenn jedoch die erste Stabilisierung eingetreten ist, bieten sie langfristige Behandlungsprogramme an, die etwa 12 bis 18 Monate dauern. Routinemäßige Zimmer- und Urinkontrollen stehen auf der Tagesordnung; Gewaltanwendung und Dealen mit Drogen führen in der Regel zur Entlassung. In vielen dieser Einrichtungen werden Angehörige in das Behandlungskonzept mit eingebunden, wenn dies möglich oder sinnvoll ist.

Das Behandlungskonzept umfasst die schon beschriebenen Therapien. In den meisten Einrichtungen stehen Computer zur Verfügung, um den Jugendlichen Textverarbeitung beizubringen, damit sie z. B. ihr eigenes Bewerbungsschreiben aufsetzen können. Einige Einrichtungen unterhalten eigene Werkstätten, wie z. B. eine Tischlerei, eine Schlosserei oder eine Fahrradwerkstatt. Die Produkte des selbst angelegten Gartens tragen zur Eigenversorgung bei.

Ein Krisenzimmer gehört in den meisten Einrichtungen dazu. Es ist ein Ort, wo Patienten, die ein Problem oder eine Krise haben und die Therapie abbrechen wollen, ein Gespräch führen können, in dem sie motiviert werden, doch noch durchzuhalten.

»Unser größter Wunsch: dass John durchhält!«

Herr M., selbstständiger Kaufmann, 53, und Frau M., Hausfrau, Ende 49, führen nach eigenen Angaben eine harmonische Ehe. Nachdem immer deutlicher wurde, dass ihr Sohn ein massives Cannabisproblem hat, wurde die Beziehung jedoch stark strapaziert. Es kam öfter zu Streit und gegenseitigen Vorwürfen – was sie vorher nicht gekannt hatten. Nun haben sie sich ein wenig gefasst und sich mit der Situation abgefunden. Ihr einziger Sohn ist 22, kifft, seit er 15–16 Jahre alt ist, und leidet seit fast zwei Jahren an wiederkehrenden psychotischen Episoden. Das Paar erzählt von der schweren Zeit und über sein Problem, die Situation zu akzeptieren:

»Es war wie ein Weltuntergang für uns, als uns allmählich klar wurde, was mit John los ist. Wir wussten zwar, dass er mit seinen Freunden schon mal mit Drogen, vor allem mit Hasch, experimentiert hatte, aber es war ein Schock, als deutlich wurde, dass er ein wirkliches Problem damit hat. Es hat lange gedauert, weil es keine besonderen Anzeichen gab – er wirkte nur irgendwie abwesend, oder er kicherte ohne Grund vor sich hin, aber er wirkte nicht wirklich berauscht. Als wir versuchten, ihn darauf anzusprechen, wich er aus oder wurde wütend. Er hat uns lange angelogen – das ist eine große Kränkung. Mit der Zeit kriegt man es aber doch irgendwie mit, aber wir wussten trotzdem nicht, wie wir an ihn herankommen konnten. Er wurde immer abweisender.

John war nie eine Leuchte, aber er war auch nicht schlecht in der Schule, sondern guter Durchschnitt. In der 11. Klasse sackte er in seinen Leistungen ab, hatte keine Lust mehr zum Lernen. Wir haben natürlich gedacht, dass es nur eine Phase ist, die irgendwann vorbei geht. Aber es wurde nicht besser, sondern schlimmer.

Er blieb sitzen, schaffte dann nur noch die mittlere Reife und fing eine Lehre als Kfz-Mechaniker an. Er interessiert sich für Autos und möchte später als Autoverkäufer arbeiten. Er konnte froh sein, dass er überhaupt eine Lehrstelle bekam, weil sein Zeugnis nicht besonders gut war. Doch er hielt die Ausbildung nicht durch, und weil er oft fehlte und zu spät kam, verlor er die Lehrstelle. Bald trieb er sich nur noch mit seinen Freunden herum – das waren alles Jugendliche, die keinen Job hatten und nur herumhingen. Einige leben in einer WG, und dort hielt sich John auch immer öfter auf. Manchmal tauchte er nur noch ein paar Mal im Monat zu Hause auf, meistens, um Geld zu holen – er brauchte ja viel Geld für die Droge – oder die Wäsche zu bringen. Jedes Mal war er total verschlossen und erzählte uns kaum etwas von sich und seinem Leben. Wir haben die WG nie betreten – die war uns unheimlich. Die Gegend ist furchtbar! Und das Haus sieht völlig heruntergekommen aus. Wir hatten auch kein Interesse, seine Freunde zu treffen. Heute denken wir, dass es ein Fehler war. Wir hätten seine Freunde so nicht ablehnen dürfen – dadurch hätten wir ihn fast verloren.

Unsere Ehe litt sehr unter der ganzen Situation. Immer wieder haben wir uns gefragt, was wir falsch gemacht haben. Wir litten unter starken Schuldgefühlen. Wenn unsere Freunde nach John fragten, wichen wir aus. Es sah so aus, als ob alle ihre Kinder etwas Tolles tun würden: der eine studiert in den Staaten, der eine will in Jura promovieren, die andere Ärztin werden. Wir fühlten uns als totale Versager – nur unser Kind war ein Loser, einer, der sich herumtrieb, Hasch rauchte und fast wie ein Penner aussah. Aus diesem Grund gab es manchmal hässliche Auseinandersetzungen zwischen uns und John. Einmal, als wir ihm vorwarfen, dass aus ihm im Gegensatz zu den Kindern unserer Freunde nichts wird, packte er seine alten Schulbücher in eine Tüte, warf sie im Garten auf einen Haufen und zündete sie an. Es war schrecklich für uns – wir schämten uns ja schon allein wegen seines Aussehens – und nun diese Szene!

Und dann wurde uns klar, dass er auch noch krank war. Er war nach Hause gekommen, sah erbärmlich und irgendwie eingefallen aus. Plötzlich bekam er einen Tobsuchtsanfall – ohne Grund, wie aus heiterem Himmel! Danach saß er auf dem Boden und rührte sich nicht. Er starrte auf einen Punkt, schlug aber im nächsten Moment wie wild um sich und schrie fürchterlich. Schließlich fing er an zu weinen – es hörte sich an wie ängstliches Wimmern. Der Junge tat uns so Leid, und wir haben einen Krankenwagen gerufen. Er ist dann freiwillig mitgegangen und wurde in die psychiatrische Abteilung des Regionalkrankenhauses eingeliefert.

Wir machten uns schreckliche Sorgen, und uns ging es auch mittlerweile sehr schlecht, wir haben die ganze Nacht nicht geschlafen. Am nächsten Tag sagte der Arzt, dass er noch keine Diagnose stellen könnte. Zunächst müsste John noch weiter beobachtet werden. Er würde Medikamente bekommen – wir bräuchten uns keine Sorgen zu machen, die würden nicht süchtig machen. Wir könnten ihn in ein paar Tagen gerne besuchen.

Unser Sohn in der Psychiatrie! Das war ganz schlimm für uns, und wir haben mit keinem Menschen darüber geredet. Noch nicht einmal mit unseren Eltern. Wir haben ihnen nicht zugetraut, dass sie Verständnis haben, sondern glaubten, dass sie sich noch mehr geschämt hätten. Wir sind ihnen ausgewichen, und wenn es nicht anders ging, haben wir irgendwelche Geschichten erfunden, die wir vorher miteinander abgestimmt hatten.

Ein paar Tage später haben wir unseren Sohn dann das erste Mal besucht. Es ging ihm wesentlich besser, und wir haben uns im Besucherraum und im Café aufgehalten.

John wollte so schnell wie möglich dort raus. Weil es ihm rasch wieder besser ging, wurde er nach einer weiteren Woche entlassen. Die Medikamente könnte er zu Hause langsam absetzen, hieß es. Von Drogen war keine Rede. Davon hatte John dem Arzt nichts erzählt – und auch wir waren damals noch der Meinung, dass das Drogenproblem mit der psychischen Störung nichts zu tun hatte.

Schnell war John aber wieder am gleichen Punkt wie vorher. Es waren noch nicht einmal drei Monate vergangen und er landete wieder in der psychiatrischen Abteilung. Wir wissen nicht, wie, weil er direkt von der WG aus dort eingeliefert wurde. Er hat uns nie erzählt, was dort vorgefallen war. Wir konnten auch niemanden fragen, weil wir mit seinen Freunden nichts zu tun haben wollten.

Es war wie beim ersten Mal: Auch jetzt wollte John so schnell wie möglich raus, und als der Arzt ihm empfahl, dass er diesmal länger bleiben sollte, brach er die Behandlung einfach ab.

Wir hatten irgendwo gelesen, dass man auf keinen Fall Drogen nehmen darf, wenn man eine psychische Störung hat. Auch Haschisch nicht. Das hat uns Angst gemacht, und wir beschlossen, den Arzt auf das Thema anzusprechen.

Der Arzt verstand unsere Sorgen. Nur könnte ein Patient nicht behandelt werden, solange er uneinsichtig ist. Eine Zwangsbehandlung sei in Deutschland nicht möglich. Also ging das Ganze wieder von vorn los.

Wir hatten John bisher finanziell unterstützt, obwohl uns klar war, wozu er das ganze Geld ausgibt. So überlegten wir, ob wir den Geldhahn zudrehen sollten. Hätte er kein Geld, könnte er sich das Zeug nicht mehr besorgen. Aber dann würde er aufhören zu essen! Oder anfangen zu dealen! Und im Gefängnis landen! Das waren unsere Albträume. Und wir verfügten über ein hohes Einkommen – der Staat würde sich alles bei uns zurückholen. Und solange John krank ist, mussten wir ihm doch helfen, durften ihn doch nicht fallen lassen!

So kam es zur dritten Einweisung. Diesmal sprach der Arzt uns an. John habe eine Psychose, aber er brauche eine zusätzliche Suchttherapie. Die Klinik sei für die Behandlung des Drogenproblems nicht ausgestattet, dort gebe es nur eine Suchtbehandlung für alkoholkranke Erwachsene. Er gab uns den Rat, unseren Sohn in einer größeren psychiatrischen Klinik oder aber in einer Spezialeinrichtung für die sog. Doppeldiagnose unterzubringen. Das sei mit John bereits besprochen worden. Der Arzt hatte einige Adressen, die er uns geben wollte.

Diesmal ging John nicht zurück in die WG, sondern kam wieder zu uns nach Hause. Der Arzt hatte ihm das empfohlen, weil er in der WG wahrscheinlich wieder Drogen konsumieren würde. Das sollte er aber dringend vermeiden, wenn er gesund werden will. Das sah John mittlerweile auch selbst ein.

Wir haben uns dann gleich um die Unterbringung in einer kleineren Einrichtung gekümmert, in der junge Leute wie John aufgenommen werden. Doch in dieser Klinik betrug die Wartezeit mindestens sechs Monate. Was um Himmels willen sollten wir mit ihm anfangen – ein halbes Jahr lang? Es war ein schrecklicher Gedanke, besonders, weil wir keine Ahnung hatten, wie wir mit ihm umgehen mussten.

Bald setzte er die Medikamente ab – das bekamen wir mit. Es war nicht möglich, ihn davon zu überzeugen, dass er sie diesmal länger brauchte. Er wollte auch nicht mehr zu dem Arzt, der ihn ambulant behandeln sollte, bis er in der Einrichtung aufgenommen würde.

Seine Freunde riefen ständig an, und es dauerte nicht lange, bis er sich wieder mit ihnen treffen wollte. Unsere Einwände halfen nichts. Es war vorauszusehen, was dann passieren würde: Als er einmal nach Hause kam, war er, wie er es selbst nennen würde, »voll drauf« oder völlig »breit«.

Wir waren am Boden zerstört und fühlten uns völlig hilflos.

Mittlerweile hatten wir uns zurückgezogen, hatten auch keine Lust mehr, irgend etwas zu unternehmen. Die Situation hat uns einfach zu sehr belastet.

Aber wir streiten uns nicht mehr so viel wie am Anfang – das hatte alles nur noch schlimmer gemacht. Wenn wir nicht zusammenhalten, dann werden wir es nie schaffen. Das wäre das Schlimmste, auch für John.

Das halbe Jahr war die reinste Hölle. John blieb zwar nach wie vor zu Hause, aber nur, weil er sich mit seinen Mitbewohnern gestritten hatte. Er war immer noch völlig verschlossen und redete kaum mit uns. Bald schlief er den ganzen Tag und ging nur noch nachts aus dem Haus. Wir glauben, dass er sich dann Drogen besorgte, vor allem Cannabis. Er hat uns nie gesagt, ob er auch noch andere Drogen konsumierte, wir glauben das nicht, aber sicher sind wir nicht. Jedenfalls kiffte er. Das konnten wir riechen. Wir versuchten ihn davon zu überzeugen, dass er es lassen sollte. Das wollte er partout nicht, denn es würde ihn beruhigen – das war seine Rechtfertigung, und zwingen konnten wir ihn ja nicht. Das gab nur schrecklichen Streit, der zu nichts führte. Wir konnten ihn ja schließlich nicht einsperren!

Es grenzt fast an ein Wunder, dass er sich an die Abmachung hielt und tatsächlich in die Spezialklinik ging. Nun ist er seit vier Monaten dort. Sie ist ziemlich weit entfernt, aber wir haben ihn dort schon ein paar Mal besucht. Die Klinik liegt in einer schönen, ländlichen Umgebung, macht einen gepflegten und professionellen Eindruck. John gefällt es dort gut, er schmiedet bereits Zukunftspläne. Er spricht wieder mit uns, und das macht uns sehr froh. Er wirkt nicht mehr so verwirrt und apathisch.

Wir haben irgendwann gelernt, die Situation zu akzeptieren, und gehen damit jetzt viel offener um. Wir haben unseren Eltern alles erzählt. Wir hatten sie unterschätzt – sie unterstützen und helfen uns sehr. Dies zu erfahren war wie eine Befreiung von einer großen Last. Inzwischen ist es uns egal, was die Leute denken – Hauptsache, unser Sohn wird wieder gesund! Wir verstecken uns nicht mehr, und es ist erstaunlich, dass die meisten Menschen viel mehr Verständnis haben, als wir jemals erwartet hätten.

Es ist unser größter Wunsch, dass John durchhält …

Teilstationäre Behandlung in einer Tagesklinik

In einer Tagesklinik werden Patientinnen und Patienten aufgenommen, deren Psychose erfolgreich behandelt ist und die stabil genug sind, um an fünf Tagen der Woche tagsüber an dem Programm regelmäßig teilnehmen zu können.

Viele psychiatrische Kliniken betreiben eine Tagesklinik, und die Behandlung von Suchtproblemen ist meistens in das Programm integriert.

Das Gruppen-Setting der Tagesklinik ist für die Jugendlichen sehr hilfreich, weil der Einfluss der Peergruppe positiv genutzt werden kann und auf diese Weise die soziale Integration gefördert wird.

Das Therapieprogramm orientiert sich an den stationär durchgeführten Therapien und knüpft an ihnen an. Es besteht aus den gleichen Modulen wie z. B. Verhaltenstherapie, Einzel- und Gruppengesprächen, Ergotherapie, Bewegungsprogramm und Ernährungslehre. Außerdem werden zunehmend Außenaktivitäten unternommen, z. B. gemeinsames Einkaufen, Besuch eines Cafés, gemeinsame Ausflüge, Kino- oder Konzertbesuche u. v. m.

Medikamentenbehandlung

> Keine Medikamente einzunehmen bedeutet oft, unverhältnismäßiges Leiden in Kauf zu nehmen.
>
> *Ulrike Hoffmann-Richter/Asmus Finzen*[84]

Wenn die psychotischen Symptome nach einigen Tagen nicht abklingen oder die Symptome quälend bleiben, so wird mit einer sorgfältig geplanten Medikamentenbehandlung begonnen. Allerdings reicht diese allein nicht aus; ein optimales Behandlungskonzept muss vielmehr durch die anderen, oben beschriebenen therapeutischen und psychosozialen Maßnahmen ergänzt werden. Nur so können nachhaltige Verringerung aller Symptome, vor allem der sog. negativen Symptome, sowie eine verbesserte Lebensqualität und eine erfolgreiche soziale Wiedereingliederung erreicht werden.

Antipsychotische Medikamente und ihre Wirkung

Antipsychotisch wirkende Medikamente heißen *Neuroleptika.* Diese Medikamente blockieren die Rezeptoren, an denen bestimmte ausgeschüttete Botenstoffe im Gehirn ansetzen, und beeinflussen dort die Stoffwechselvorgänge, die für die Entstehung psychotischer Symptome verantwortlich sind.

Die ersten Neuroleptika wurden in den späten fünfziger Jahren entwickelt und werden *typische Neuroleptika* genannt. Diese Medikamente hatten einen schlechten Ruf, weil sie ausgeprägte und auch äußerlich sichtbare Nebenwirkungen verursachen konnten, die zur Stigmatisierung der Patientinnen und Patienten beitrugen. Erst Ende der sechziger Jahre wurde ein neuartiges antipsychotisches Medikament entwickelt, das erste sog. *atypische Neuroleptikum,* zu dem in den letzten 15 bis 20 Jahren viele neue Präparate hinzugekommen sind. Die atypischen Neuroleptika sind gewöhnlich verträglicher, verursachen weniger Nebenwirkungen als die typischen Neuroleptika und werden aus diesem Grund seltener vorzeitig abgesetzt.[85]

Einige Neuroleptika müssen eingeschlichen werden, d. h. die Dosierung muss langsam erhöht werden. Erst nachdem die volle Dosierung erreicht worden ist, kann sich die Wirkung entfalten.

Neuroleptika können eine Psychose nicht heilen, aber die Symptome unterdrücken. Außerdem können sie die Befindlichkeit positiv beeinflussen und so die Lebensqualität des Betroffenen erhöhen. Durch Medikamentenwirkung kann eine nachhaltige Besserung der Befindlichkeit herbeigeführt werden.

Wenn es zu Nebenwirkungen kommt

Bei einigen Patienten können Neuroleptika zu Nebenwirkungen führen. Dämpfende Präparate können z. B. bei Patienten notwendig sein, die unter so schweren Symptomen leiden, dass ihre Verzweiflung und Angst in große Erregung und Aggression umschlagen. Diese Medikamente können erhöhte Müdigkeit und/oder Gewichtszunahme zur Folge haben, die Lebendigkeit verringern, Abgestumpftheit und Trägheit hervorrufen oder zu Libidoverlust und Impotenz führen. Andere Medikamente dagegen wirken eher anregend und werden bei Apathie, Energielosigkeit und Depression eingesetzt. Diese Medikamente können aber bei einigen Patienten motorische Nebenwirkungen verursachen wie z. B. unkontrollierbare Bewegungen in der Gesichtsmuskulatur, in der Zunge oder in den Beinen. Sie können auch zu einer unangenehmen inneren Unruhe führen, so dass sich die Betroffenen wie gehetzt fühlen, nicht zur Ruhe kommen und z. B. nicht still sitzen können.

All diese Nebenwirkungen können lästig bis quälend sein. Oft setzen Patienten die Behandlung deswegen ab. Dies ist fatal, denn dann können die Symptome der Psychose wieder aufflackern, und die Krankheit kann weiter fortschreiten.

Regelmäßige Medikamenteneinnahme ist wichtig!

Eine gute Kommunikation zwischen dem behandelnden Arzt, dem Patienten und den Angehörigen ist wichtig, denn der Arzt braucht ausreichend Feedback, um das wirksamste und verträglichste Präparat und die ideale Dosierung bestimmen zu können.

Welche Erfahrung der Patient am Anfang der Behandlung mit Medikamenten macht, welche Informationen er über sie bekommt und wie gut sein Verhältnis zum behandelnden Arzt ist, bestimmen, ob er bereit ist, seine Medikamente so lange wie nötig regelmäßig einzunehmen. Studien haben ergeben, dass 48% der Patienten im erstem

Jahr nach Behandlungsbeginn ihre Medikamente absetzen. Bis Ende des zweiten Behandlungsjahres sind es bereits etwa 74%; nur jeder dritte bis vierte Patient folgt den ärztlichen Empfehlungen, und es scheint fast eher die Regel als eine Ausnahme zu sein, dass die Medikamente schnell abgesetzt werden. Weil die *atypischen* Neuroleptika gewöhnlich besser vertragen werden, werden sie seltener abgesetzt.[86]

Viele psychiatrische Patienten haben Ängste und befürchten z. B., dass Psychopharmaka ihre Persönlichkeit verändern, dass sie womöglich die Kontrolle über sich verlieren und von den Medikamenten abhängig werden. Diese Ängste sollten mit dem Arzt offen angesprochen werden, damit diese irrigen Annahmen durch entsprechende Informationen korrigiert werden können, was z. B. auch im Rahmen der Psychoedukation geschieht.

Manche Patienten machen schon in der Klinik den ersten Versuch, die Medikamente abzusetzen. Wenn sie aber merken, dass es ihnen dann schlecht geht, erfahren sie selbst, dass das Medikament tatsächlich hilft – eine Erfahrung, die zu der Einsicht beitragen wird, dass eine regelmäßige Einnahme der Medikamente wichtig und notwendig ist.

Weil Angehörige häufig als erste merken, dass der Patient beabsichtigt, das Medikament abzusetzen, und weil sie meistens den größten Einfluss auf ihn haben, ist es auch aus diesem Grund wichtig, dass sie mit dem Arzt gut kommunizieren. Angehörige können am besten dem Betroffenen die Absicht ausreden und ihn statt dessen motivieren, dem Behandlungsplan zu folgen.

Sollte der Betroffene unter einer Depression leiden, muss dies unbedingt ernst genommen und entsprechend behandelt werden. Oft wird dem Patienten dann ein *Antidepressivum* verabreicht (zu Antidepressiva vgl. S. 102).

2. Behandlung von affektiven Störungen sowie Angst- und Zwangsstörungen

Nur einige psychische Störungen, wie z. B. eine schwere bipolare Störung oder eine schwere Depression, müssen stationär behandelt werden, besonders wenn akute Selbstgefährdung vorliegt. Sonst können die meisten psychischen Störungen in einer ambulanten Psychotherapie behandelt werden.

Die Anwendung der *Soziotherapie*, die den Blick auf die zwischenmenschlichen Beziehungen und die soziale Umwelt des Betroffenen richtet, ist bei den meisten psychischen Störungen gleich wichtig und sollte bei den unten beschriebenen Psychotherapien mit berücksichtigt werden. Bei affektiven Störungen sowie Angst- und Zwangsstörungen hat sich der Betroffene – sei es wegen seiner hoffnungslosen und depressiven Verstimmung oder aber durch sein Vermeidungsverhalten – sozial zurückgezogen und isoliert. Mit Hilfe der Soziotherapie kann dem Betroffenen beim Aufbau sozialer Kompetenz und sozialer Netzwerke (Freunde, Interessen, Hobbys) geholfen werden.

Bei doppelt Betroffenen sollte die Behandlung der Sucht niemals fehlen, sondern unbedingt in das Behandlungskonzept integriert werden, weil sonst der fortgesetzte Drogenkonsum, ebenso wie bei der Psychose, die andere Störung verschlechtert und zu weiteren Beeinträchtigungen führt.

Bei der *Medikamentenbehandlung*, durch die eine Psychotherapie oft ergänzt wird, sollte unbedingt darauf geachtet werden, dass Cannabis, nicht nur wegen der schädlichen Wirkung auf die Parallelstörung, sondern auch wegen einer möglichen Wechselwirkung nicht konsumiert wird. Auf eine solche Wechselwirkung, die noch nicht vollständig erforscht ist, wird in Verbindung mit bestimmten Psychopharmaka wie z. B. Antidepressiva und Benzodiazepine auf dem Beipackzettel der auf künstlicher THC-Basis hergestellten Medikamente hingewiesen.

Behandlung der affektiven Störungen

Bei einer *Depression* ist es eines der wichtigsten Therapieziele, dem Betroffenen wieder Freude am Leben und mehr Zuversicht in Bezug auf die Zukunft zu vermitteln. Hierbei ist eine positive, mitfühlende und vertrauenerweckende Grundhaltung des Therapeuten von größter Wichtigkeit.

In der *Verhaltenstherapie* wird angenommen, dass depressive Denkinhalte wie z. B. eine negative Sicht von sich selbst und der Welt erlernt werden und entsprechend korrigiert werden können. Man geht davon aus, dass z. B. pessimistische Erwartungshaltung durch eine negative Interpretation der vorliegenden Situation verursacht wird. Das heißt, dass den depressiven Gefühlen eine Fehlinterpretation der Realität, der eigenen Fähigkeiten und der Möglichkeit eigener Einflussnahme zugrunde liegt, die durch verhaltenstherapeutische Schritte korrigiert werden kann. Zunächst soll die falsche Wahrnehmung identifiziert und auf ihren Realitätsgehalt überprüft werden. In einer Analyse wird verdeutlicht, dass die Wahrnehmung unangemessen ist und mit Hilfe der Therapie durch eine adäquate, realitätsbezogene Wahrnehmung ersetzt werden kann.

Bei einer *Manie* kann mit dem gleichen therapeutischen Ansatz verfahren werden. Im Gegensatz zu einer Depression sind es hier die gesteigerten euphorischen und selbstüberschätzenden Aspekte, die der Realität angepasst werden sollten.

Durch Beobachtung und Aufschreiben der eigenen Befindlichkeit und des eigenen Verhaltens soll in der Verhaltenstherapie Hilfe zur Selbsthilfe vermittelt werden. Durch bestimmte Strategien und Übungen, die dem Betroffenen nach genauer Anleitung vermittelt werden, kann er lernen, sein Verhalten Schritt für Schritt selbst zu korrigieren und das Gelernte in den Alltag zu integrieren.

Eine *Gruppentherapie* ist für die Behandlung von Depressionen gut geeignet. Der Betroffene erfährt dadurch, dass er mit seinem Problem nicht allein ist. In der Gruppe hat er die Möglichkeit, sich zu öffnen, über seine Gefühle und Ängste zu sprechen und Verständnis und Mitgefühl zu erfahren.

Bei schwereren Depressionen wird von einer reinen *Psychoanalyse* abgeraten, weil die mit ihr verbundene Aufdeckung etwa von traumatischen Kindheitserlebnissen unter Umständen sogar zu einer erhöhten Selbstmordgefährdung führen könnte.[87] *Psychodynamische Methoden*, die ein stützendes Element besitzen, können jedoch gut geeignet sein, z. B. die Gründe eines geringen Selbstbildes des Depressiven zu identifizieren und sein Selbstwertgefühl behutsam zu stärken.

Die Behandlung einer *bipolaren Störung* erfordert eine flexible Haltung seitens des Therapeuten. Im Gegensatz zur Depression wird eine gering ausgeprägte Manie von dem Betroffenen häufig als wohltuend und positiv, von seinen Mitmenschen jedoch als belastend und störend erlebt. In diesem Fall ist es hilfreich, die Angehörigen bei der Therapie mit einzubeziehen, damit sie die Beeinträchtigung beschreiben können.

Es ist wichtig zu beachten, dass der Cannabiskonsum bei der Therapie mit berücksichtigt wird, besonders weil Cannabis von den Betroffenen eingesetzt werden kann, um die depressive Verstimmung zu heben. Wie bei anderen psychischen Störungen gilt auch bei affektiven Störungen, dass Cannabiskonsum wie jeder andere Drogenkonsum, einschließlich Alkoholkonsum, einen nachteiligen Effekt auf den Krankheitsverlauf hat und unbedingt vermieden werden sollte.

Ergänzend zu den oben genannten Psychotherapien werden affektive Störungen häufig auch mit Medikamenten behandelt.

Bei Depressionen werden sog. *Antidepressiva* eingesetzt. Außer bei Depressionen können diese Medikamente bei Angst- und Zwangsstörungen und ebenso bei der Suchtbehandlung eingesetzt werden.

Die ersten Antidepressiva wurden in den fünfziger Jahren entwickelt. Wie bei Neuroleptika unterscheidet man bei Antidepressiva zwischen alten und neueren Medikamenten. Die neue Generation von Antidepressiva gibt es seit etwa 15 Jahren. Die älteren Präparate, die sog. *trizyklischen Antidepressiva*, verursachen mehr Nebenwirkungen, sind aber bei schweren depressiven Verstimmungen wirksamer als die neueren Medikamente.

Die neuen Präparate haben eine direkte Wirkung auf den Stoffwechsel einzelner Botenstoffe im Gehirn und werden dementsprechend z. B. *Serotonin-* oder *Noradrenalinaufnahmehemmer* genannt. Diese Medikamente sind für die Behandlung von leichteren bis mittelschweren Depressionen gut geeignet. Sie haben sich auch bei der Behandlung von Angst- und Zwangsstörungen durchgesetzt.

Die Antidepressiva müssen meistens über einen längeren Zeitraum eingenommen werden, bis sie wirken können, aber sie machen nicht süchtig. Sie hellen nicht nur die Stimmungslage auf, sondern einige Präparate erhöhen auch das Energieniveau. Manchmal treten Nebenwirkungen auf, wie z. B. Müdigkeit, Schwindelgefühle, Herzklopfen, Herzrhythmusstörungen und Mundtrockenheit. Niedriger Blutdruck, Magen- und Darmbeschwerden sowie Gewichtszunahme gehören zu weiteren Nebenwirkungen, die auftreten können. Bei einigen Präparaten kann es außerdem zu innerer Unruhe und Schlafstörungen kommen.

Bei der bipolaren Störung werden die manischen Episoden durch sog. *Phasenprophylaktika* (Stimmungsstabilisierer) wie z. B. *Lithium* und *Carbamazepin* gedämpft. Durch eine Lithiumprophylaxe bleiben 50% bis 80% der Patienten entweder ganz symptomfrei, oder die einzelnen manischen Episoden werden deutlich abgeschwächt und fallen auch kürzer aus.[88]

Die Dosierung von Lithium ist sehr sorgfältig vorzunehmen, weil eine Überdosis zu einer gefährlichen Vergiftung führen kann. Eine Lithiumbehandlung kann anfangs zu leichtem Zittern führen, was aber im Laufe der Zeit meist von allein abklingt. Zu anderen möglichen Nebenwirkungen zählen u. a. Magen- und Darmbeschwerden, leichte Müdigkeit, mangelnde Konzentrationsfähigkeit und Gewichtszunahme.

Carbamapezin kann vor allem zu Beginn der Behandlung ebenfalls zu leichtem Zittern und außerdem zu Sehstörungen führen. Zu weiteren Nebenwirkungen zählen u. a. Magen- und Darmbeschwerden sowie allergische Hautreaktionen.

Die Nebenwirkungen der oben beschriebenen Medikamente können bei jedem Patienten völlig unterschiedlich ausfallen, und auch hier ist es wichtig, auf die Nebenwirkungen zu achten und diese dem Arzt mitzuteilen, damit ein optimales Präparat gefunden werden kann, das wirksam ist, aber möglichst wenige Nebenwirkungen hat.

Behandlung der Angststörungen

Je nach Schweregrad werden bei Angststörungen verschiedene therapeutische Verfahren angewendet. Zu den bewährten Methoden gehören die *Entspannungstechniken*, die *systematische Desensibilisierung*, die *Exposition* sowie *kognitive Methoden*.

Diese Verfahren werden im Rahmen einer *Verhaltenstherapie* eingesetzt. Bei dieser wird vorausgesetzt, dass eine falsche Wahrnehmung der Situation zur Verstärkung der Angst- und Panikgefühle beiträgt, z. B. wenn körperliche Symptome während einer Panikattacke durch die Angst völlig verzerrt wahrgenommen werden. Im Rahmen der Therapie soll der Betroffene lernen, seine irrigen Überzeugungen zu überprüfen und durch rationale Alternativen zu ersetzen. Die verhaltenstherapeutischen Methoden können von einer psychodynamischen Methode begleitet werden, um die der Angst zugrundeliegenden Ursachen und Mechanismen verstehen zu können.

Bei leichteren Formen der Angst genügen oft *Entspannungsmethoden,* wie z. B. Atemübungen, das autogene Training oder Muskelentspannungsübungen, um die Angst zu verringern.

Bei schwereren Störungen werden die Entspannungsmethoden oft mit dem sog. *Reizkonfrontationsverfahren* kombiniert. Dieses Verfahren ist sowohl für die Einzel- als auch die Gruppentherapie geeignet: Durch therapeutische Übungen, die dem Betroffenen vorher erklärt werden, soll eine Angstreaktion aktiviert werden – zunächst vielleicht nur gedanklich und im therapeutischen Schutzraum oder aber auch in einer realen Situation. So kann direkt an der Stelle interveniert werden, an der es zu den Angstgefühlen kommt und der Betroffene sonst zur Flucht- oder Vermeidungshaltung greifen würde. Anhand der Reaktion kann nun abgeklärt werden, in welcher Situation genau die Angst entsteht und wie ausgeprägt sie in welcher Phase ist. Der Betroffene soll dann der Situation allmählich so lange bzw. so oft ausgesetzt werden, bis die Angstreaktion von ihm bewusst erlebt werden kann, anschließend als unangemessen realisiert wird und mit Hilfe der Therapie langsam an Stärke verliert.

Die Therapie muss meist über einen längeren Zeitraum ausgeführt werden, während dessen der Grad der Konfrontation allmählich aufgebaut und der Betroffene seinen Ängsten Schritt für Schritt immer stärker ausgesetzt wird. Dieses Verfahren wird *systematisches Desensibilisieren* genannt.

Bei schwereren Störungen wird jedoch auch mit der direkten Konfrontation, der sog. *Exposition* gearbeitet: Der Betroffene wird zwar gut vorbereitet, er muss sich aber in die konkrete Situation begeben, die bei ihm Ängste oder Panik auslösen. In der direkten Konfrontation mit den angstauslösenden Reizen, oft *Flooding* genannt, hat der Betroffene keine Möglichkeit, durch Flucht- oder Vermeidungshaltung zu entkommen, sondern muss seinen Ängsten begegnen, diese bewusst erleben, während er ermutigt wird, in der Situation so lange auszuhalten, bis er merkt, dass z. B. die von ihm gefürchtete Katastrophe ausbleibt und die Angst stattdessen allmählich abklingt.

Während der Therapie sollte der Betroffene ein Tagebuch führen, in dem die Situationen beschrieben werden, in denen die Angst entsteht, wann und wie sie sich äußert und wie stark sie empfunden wird.

Die konfrontativen Methoden sind nicht für die Behandlung von allen Angststörungen geeignet, z.B. wenn sie in Verbindung mit einer Psychose auftreten.

Bei der Entstehung der *sozialen Phobie* spielen Faktoren wie z.B. das Selbstbild, Erwartungen in Bezug auf die eigene Leistung sowie der Wunsch, bei anderen Menschen »gut anzukommen«, und die damit verbundene Angst zu versagen eine große Rolle. In den *psychodynamischen Therapiemethoden* werden die tiefenpsychologischen Ursachen der Entstehung und Aufrechterhaltung der Angst analysiert und bearbeitet. Ich-Stärkung und Förderung der persönlichfien Reife und Autonomie sollten in die Therapie integriert werden und bei der Entwicklung von Strategien zur Konfliktbewältigung helfen.

Bei der sozialen Phobie ist es besonders wichtig, den Teufelskreis zu durchbrechen, zu dem die Vermeidungstaktiken geführt haben, und der nach dem folgenden Muster funktioniert: negative Erwartungen → Ängste: Herzklopfen, Schwitzen, Minderung der Konzentration → Kontrollverlust → Verlagerung der Aufmerksamkeit auf die negative Befindlichkeit → weiterer Anstieg der Erregung → Versagen, inkompetentes Verhalten → Vermeidungsverhalten → bestärkt negative Erwartungen.[89]

Wenn Betroffene Cannabis konsumieren, um ihre Ängste zu lindern, sollte unbedingt auf Abstinenz geachtet werden, weil der Konsum – trotz einer möglichen vorübergehenden Erleichterung – langfristig zu noch mehr Ängsten und Phobien führen kann.

Eine *Medikamentenbehandlung* wird nur in schweren Fällen eingesetzt, z.B. bei anhaltenden schweren sozialen Phobien oder bei schweren generalisierten Angststörungen. Außer den bereits erwähnten neueren Antidepressiva sind die sog. *Benzodiazepine* sehr wirksam, dürfen aber wegen der Suchtgefahr nur unter ärztlicher Kontrolle und nur vorübergehend, höchstens ein paar Wochen lang, angewendet werden.

Behandlung der Zwangsstörungen

Ähnlich wie bei Angststörugen haben sich *verhaltenstherapeutische Ansätze* auch bei Zwangsstörungen bewährt. Nachdem dem Betroffenen die Therapie erklärt wurde, soll er sich der Situation aussetzen, in der die Zwangsgedanken entstehen oder in der es zu Zwangshandlungen oder -ritualen kommt. Angesichts der drohenden Konsequenzen werden beim Betroffen dann große Ängste hervorgerufen, deren Entstehung er aus seiner Überzeugung nur durch die Zwangshandlung verhindern kann. Im Rahmen der Therapie geht es zunächst um die Reduzierung der Ängste, und die Therapieverfahren sind ähnlich strukturiert wie bei den Angststörungen auch. Wenn der Betroffene erfährt, dass die von ihm befürchteten Konsequenzen ausbleiben und es zu keiner Katastrophe gekommen ist, obwohl er die gewohnte Zwangshandlung nicht ausführen konnte, werden die Angstgefühle allmählich nachlassen. Auf dieser Basis können die Zwänge dann mit verhaltenstherapeutischen Methoden durch rationale Denkmuster und angemessenes Verhalten allmählich ersetzt und ganz eliminiert werden.

Die mit den Zwängen einhergehenden Angst- und Schuldgefühle können auch *tiefenpsychologisch* analysiert und in einer *psychodynamischen Methode* therapeutisch aufgearbeitet werden. Darüber hinaus sollten die eigentlichen Zwangssymptome, wie schon erwähnt, durch verhaltenstherapeutische Maßnahmen bearbeitet werden.

Bei Cannabiskonsumenten muss auch auf Abstinenz geachtet werden, damit der Zustand sich nicht weiter verschlechtert.

Bei schweren Formen der Zwangsstörung ist die Kombination einer Verhaltenstherapie mit einer Medikamentenbehandlung empfehlenswert, wobei vor allem *Antidepressiva* der neuen Generation, bei wahnähnlichen Zwangssymptomen aber auch *Neuroleptika* eingesetzt werden.

3. Suchtbehandlung – der Weg in die Drogenfreiheit

Was die Cannabisabhängigkeit betrifft, so gibt es in Deutschland bisher keine einheitlichen, evaluierten Behandlungskonzepte. Auch für den Entzug von Cannabis fehlen solche Konzepte.

Weil es sich bei Cannabisabhängigkeit um eine psychische Abhängigkeit handelt, kann ihr Schweregrad von Fall zu Fall stark variieren. Der Leidensdruck und die individuelle Beeinträchtigung werden subjektiv als geringer empfunden als z. B. bei Heroinsucht, und eine Cannabisabhängigkeit hat keine vergleichbaren dramatischen körperlichen oder psychosozialen Folgen. Weil Kiffer sich nicht als Drogenkonsumenten bzw. Drogenabhängige verstehen, fühlen sie sich bei den meisten Drogenberatungsstellen, die ja auf Konsumenten harter Drogen ausgerichtet sind, vollkommen fehl am Platz. So wenden sich die wenigsten von ihnen an eine Drogenberatung, es sei denn, die Beratung ist auf die Bedürfnisse der Kiffer zugeschnitten. Hier bestehen allerdings, besonders in kleineren Orten, große Versorgungslücken.

Für viele Kiffer, die anfangen einzusehen, dass sie die Kontrolle über ihren Konsum verloren haben, ist der erste Schritt oft die Beschäftigung mit den im Internet veröffentlichten Ausstiegsprogrammen (s. den Adressenteil im Anhang). Diese Programme sind unterschiedlich strukturiert, über ihren Erfolg gibt es bisher kaum wissenschaftliche Forschungen.

Bei einigen Jugendlichen kann die Cannabisabhängigkeit ein vorübergehendes Phänomen sein, aus dem die Betroffenen quasi herauswachsen, wenn sie eine gewisse Reife erreicht haben. In Verbindung mit einer zweiten psychischen Störung müsste die Abhängigkeit dann nicht für sich therapiert werden. Weil dies aber nicht im Voraus eingeschätzt werden kann, darf man diese Möglichkeit natürlich nicht voraussetzen, sondern die Abhängigkeit muss ernst genommen und angemessen behandelt werden.

Aber auch im stationären Bereich gibt es keine einheitliche Behandlung von Cannabisabhängigen. Man weiß noch wenig über eine mögliche Wechselwirkung zwischen Cannabis und den beim Entzug eingesetzten Medikamenten, und es gibt auch kaum einheitliche Empfehlungen darüber, ob Cannabis abrupt abgesetzt werden kann oder ausgeschlichen werden sollte.[90]

Weiterhin ist es meisten so, dass die Krankenkassen eine stationäre Entzugsbehandlung bei Cannabis nicht bezahlen, es sei denn, es kommt noch eine andere Störung hinzu, z. B. eine psychische Krankheit wie Depression, Angststörung oder Psychose, die sonst auch stationär behandelt wird.

Im Rahmen der stationären Behandlung wird die Sucht dann parallel zu der zweiten Störung behandelt. Manchmal hat die Behandlung der parallelen Störung jedoch Priorität, was z. B. bei einer Psychose auch verständlich ist.

Angehörige berichten oft, wie enttäuscht sie sind, wenn ihr Sohn/ihre Tochter in den ersten Wochenenden, die er/sie während der stationären Behandlung zu Hause verbringen darf, wieder Drogen konsumiert. Nicht selten wird das als ein Scheitern der Behandlung verstanden, und Eltern bekommen das Gefühl, als würde sich das Klinikpersonal um das Thema Drogen überhaupt nicht kümmern.

Obwohl Drogenverbot und striktes Aufgeben des Drogenkonsums fester Bestandteil des Behandlungsplans ist, kann das angestrebte Ziel Abstinenz nicht immer kurzfristig erreicht werden, vor allem nicht, wenn es bei der Behandlung vorrangig darum geht, z. B. die Psychose oder eine schwere Depression zu behandeln und die Symptome unter Kontrolle zu bekommen.

Abstinenz ist das Behandlungsziel, aber keine Voraussetzung oder Bedingung. Die Motivation, Abstinenz zu erreichen, wird während der Therapie vielmehr, vor allem auch im Rahmen der Psychoedukation, Schritt für Schritt aufgebaut: Dem Patienten wird klar gemacht, dass der Drogenkonsum den Genesungsprozess und die Medikamentenbehandlung beeinträchtigt und dazu führen kann, dass sich sein Zustand weiter verschlechtert.

Da gerade junge Cannabiskonsumenten häufig in ihrer psychischen Entwicklung zurückgeblieben sind und häufig unreifer sind als ihre Altersgenossen, ist es sehr wichtig, die vernachlässigten Entwicklungsphasen mit ihren speziellen Aufgaben nachzuholen. Von der Bereitschaft und der Fähigkeit, diese Aufgaben zu bewältigen, hängt es maßgeblich ab, inwieweit der Betroffene es schafft, sich sozial zu integrieren und ein drogenfreies Leben zu führen. Diese

Nachreifung, vor allem was die soziale Integration in ein drogenfreies Umfeld sowie das Gelingen einer beruflichen oder schulischen Wiedereingliederung betrifft, geht Hand in Hand mit einer therapeutisch unterstützten Motivierung, durch die uneinsichtige Konsumenten dazu gebracht werden sollen, den schädlichen Konsum zu beenden. Doch dies ist eine langfristige Aufgabe, zu deren Bewältigung die Betroffenen zusätzlich zur Therapie und auch nachher eine angemessene psychosoziale Begleitung benötigen.

Psychotherapie der Sucht

Seit Jahrzehnten wurde vorherrschend eine konfrontative therapeutische Technik bei der Behandlung von Suchterkrankungen angewendet, da man annahm, persönliche Defizite wie z. B. geringe Willenskraft und fehlende Disziplin für das Suchtverhalten verantwortlich seien. In den letzten 10 Jahren hat sich jedoch die sog. *motivierende Gesprächsführung* in der Suchtbehandlung immer mehr durchgesetzt. Bei dieser Methode werden die inneren Ressourcen des Süchtigen angesprochen, die Schritt für Schritt freigesetzt werden sollen. Der Therapeut arbeitet wertungsfrei, mit einer akzeptierenden und empathischen Grundhaltung. Dem Betroffenen wird ein Gerüst aus bestimmten Strategien zur Verfügung gestellt, und nur wenn notwendig, bekommt er Ratschläge oder anderes Feedback. Der Betroffene sollte aus eigener Einsicht und Motivation lernen, Eigenverantwortung zu übernehmen, damit eine nachhaltig positive Verhaltensveränderung möglich wird.

Diese Methode ist für die Behandlung der doppelt Betroffenen gut geeignet, vor allem wenn z. B. die akute psychotische oder schwere depressive Phase überstanden ist.

Die *Verhaltenstherapie* ist ebenso geeignet, das Suchtverhalten zu beeinflussen. In Studien wurde z. B. nachgewiesen, dass bestimmte, mit dem Konsum zusammentreffende Wahrnehmungen als Konsumstimuli zur Entstehung eines Drogenrückfalls beitragen. Bestimmte Situationen, Stimmungen, Orte oder Menschen können als solche Stimuli fungieren und lösen bei dem Betroffenen den Wunsch aus, den Drogenkonsum wieder aufzunehmen. In der Verhaltenstherapie werden solche Stimuli identifiziert und analysiert, damit sie anschließend mit Hilfe der Therapie korrigiert werden können.

Familientherapie

Weil es sich bei Cannabisabhängigen um sehr junge Leute, teils um Minderjährige handelt, die häufig noch bei ihren Eltern leben, sollte die Familientherapie auch bei der Suchtbehandlung eine große Rolle spielen. Zum einen brauchen Eltern viel Information über die Droge sowie Hilfe im Umgang mit ihrem abhängigen Kind, und es ist wichtig, die Kommunikation in der Familie mit Hilfe der Therapie wieder zu normalisieren. Zum anderen fühlen sich Angehörige durch die Situation sehr belastet, leiden unter Schuldgefühlen, haben Angst um ihr Kind usw. Viele Angehörige haben auch das Bedürfnis, über die Ursachen der Abhängigkeit zu sprechen. Die Familie zu entlasten, das Familienklima sowie die Kommunikation zu verbessern und die Ursachen der Abhängigkeit gemeinsam zu bearbeiten sind wichtige Aufgaben der Familientherapie.[91]

Einzelner Drogenrückfall muss keine Katastrophe sein

Während der stationären Behandlung kann es vorkommen, dass Patienten ohne Wissen der Therapeuten und/oder während der freien Wochenenden immer noch Cannabis konsumieren. Dies kann auch während der Therapie bei einer Drogenberatung passieren und wird heute nicht mehr als Grund angesehen, die Therapie zu beenden. Wichtig ist jedoch, dass der Betroffene die Ursachen des Drogenrückfalls erkennt. Erst wenn er selbst diese Ursachen versteht, kann er lernen, künftig z. B. die Situationen zu meiden, die ein Rückfallrisiko in sich bergen. Was einen möglichen Rückfall während der stationären Therapie betrifft, sind vorher abgesprochene Kontrollen sowie entsprechende Konsequenzen eines Rückfalls therapeutisch wirksamer als zu strikte Regelungen, weil diese häufig unehrliches Verhalten provozieren oder dazu verleiten, einen Rückfall zu verheimlichen oder zu verleugnen. Ein flexibler, offener Umgang mit einem Drogenrückfall bietet dem Betroffenen dagegen die Möglichkeit, sein Verhalten kritisch zu betrachten und aus seinen Fehlern zu lernen, damit er eine ähnliche Situation künftig meistern oder vermeiden kann.

Das Einschleusen von Drogen und Drogenkonsum in der Klinik sind strikt untersagt und werden mit strengen Sanktionen bestraft, meist mit einer Verwarnung und gegebenenfalls sogar mit Entlassung. Solche und andere Sanktionen werden am Anfang der Therapie mit dem Patienten besprochen. Oft werden bestimmte Vereinbarungen getroffen, z. B. über Drogen- und Urinkontrollen und nach einem Drogenrückfall zu erwartende Konsequenzen, d. h. Sanktionen und Strafen, die im Voraus festgelegt werden. So ist dem Betroffenen von vornherein klar, welche Folgen ein Rückfall nach sich zieht; durch den Vertrag stimmt er dem Vorgehen zu und weiß, was auf ihn zukommt. So kann er lernen, Eigenverantwortung für seine Genesung zu übernehmen.

Bei der stationären Behandlung wird ein Rückfall gewöhnlich mit der Verlegung auf eine andere Station oder der Beschränkung der bisherigen Freiheiten sanktioniert, z. B. durch ein vorübergehendes Ausgangsverbot. Darüber hinaus werden therapeutische Einzel- und Gruppengespräche mit dem Betroffenen geführt, in denen die mit dem Rückfall zusammenhängenden Umstände therapeutisch bearbeitet werden.

Eine gute stationäre Suchtbehandlung bietet ein abstinenzorientiertes und stützendes Klima, in dem der Betroffene in einem Schutzraum Schritt für Schritt seine Eigenverantwortung aufbauen kann.

Nach einer stationären Behandlung ist es wichtig, dass der Betroffene weiterhin durch eine Drogenberatung und/oder eine Therapie begleitet wird, ohne dass Versorgungslücken entstehen.

4. Rückkehr ins Leben – durch Sprung ins kalte Wasser?

Auf Grund der Altersstruktur der doppelt Betroffenen, die meist jünger als 25 Jahre alt sind, steht der Ablösungsprozess von den Eltern oft im Mittelpunkt des therapeutischen Ansatzes.

Die therapeutische Empfehlung im Suchtbereich heißt: Grenzen setzen. Die Abhängigen sollen sich gegenüber ihren Eltern abgrenzen, während den Angehörigen nicht selten empfohlen wird, ihr Kind loszulassen. Angesichts der Lücken in der Versorgungskette sind die Betroffenen aber oft auf die langfristige Hilfe der Familie angewiesen.

Sozialer Rückzug ist ein Symptom, das bei der doppelten Betroffenheit ein besonders großes Problem darstellt. Lebt der Betroffene allein, isoliert er sich womöglich noch mehr. Was nützt es dann, wenn er vermeintlich selbstständig wird und in eine eigene Wohnung zieht, wenn er kaum noch hinausgeht, sondern womöglich den ganzen Tag schläft oder vor dem Fernseher sitzt, während er einen strukturierten Tagesablauf braucht. Vielleicht fällt er dann auf Verhaltensweisen zurück, die er durch die Behandlung schon längst aufgegeben hatte, wie z. B. Vernachlässigung seiner Ernährung oder der körperlichen Pflege. Und wenn er seinen Verpflichtungen nicht nachgehen kann, hat dies möglicherweise fatale Folgen, z. B. wenn bestimmte Fristen versäumt werden usw.

Natürlich soll das Ziel, ein selbstständiges Leben zu führen, stets im Auge behalten werden. Im Vergleich zu Altersgenossen können doppelt Betroffene das Selbstständigwerden aber oft erst nur mit zeitlicher Verzögerung bewältigen. Dies kann zu Unsicherheit und zu einem verringerten Selbstwertgefühl führen und den Betroffenen in eine Zwickmühle bringen: Er möchte den Schritt in die Selbstständigkeit gern wagen, weiß aber selbst, dass er noch Unterstützung braucht. Aus dieser Ambivalenz heraus können zusätzliche familiäre Spannungen entstehen, die therapeutisch bearbeitet werden sollten. Hier braucht die Familie viel Unterstützung.

»Du sollst dein Leben selbst in die Hand nehmen!«

Familie S. besteht aus vier Personen: Frau S., 49, Journalistin, Herr S., 54, Jurist, Tochter Lena, 16, Schülerin, und Sohn Sebastian, 19. Herr S. erzählt von einer Suchttherapie, in der die Psychose des Sohnes zunächst nicht erkannt wurde:

»Vor seiner Erkrankung war unser Sohn Sebastian ein lebhafter, sportlicher Junge. Er war voller Tatendrang, intelligent und vielseitig interessiert. Mit 17 begann sich sein Wesen langsam, in einem anfangs kaum wahrnehmbaren Prozess zu verändern. Während er früher ein guter und beliebter Schüler war, fing er in der 12. Klasse an, die Schule zu schwänzen. Uns gegenüber verhielt er sich oft unbegründet aggressiv. Erst dachten wir an eine Art »Spätpubertät«, dann zogen wir Drogenprobleme in Betracht. Auf den Gedanken, dass er psychisch krank sein könnte, kamen wir nicht.

Anfang Februar letzten Jahres nahmen wir Kontakt mit hiesigen Drogenberatungen auf – doch Sebastian wollte sich nicht helfen lassen. Zwar rauche er ab und zu einen Joint, wie er zugab, aber schließlich sei das, wie er meinte, völlig normal. Dass er jeden Tag »kiffte«, war für uns ein völlig abwegiger Gedanke.

Hatte Sebastian bisher auf sein Aussehen geachtet, begann er nun, sich zu vernachlässigen. Er trug ständig dieselbe zerschlissene Hose und sah ungepflegt aus. Mehr und mehr zog er sich zurück und verbrachte seine Zeit damit, im Internet zu surfen und Musik zu hören, die einen düsteren oder aggressiven Klang hatte.

Irgendwann brach Sebastian die Schule ab. Er war äußerlich nicht mehr wiederzuerkennen und nur noch ein Schatten seiner selbst. Mittlerweile war er so verzweifelt, dass er endlich in eine Therapie einwilligte.

Mitte November hatte Sebastian seinen ersten Termin bei einer hiesigen Drogeneinrichtung, und ein Psychologe übernahm die Therapie. Zu jener Zeit litt Sebastian bereits unter Höllenqualen: Er hatte Angst, allein zu schlafen. Oft schrie er stundenlang und demolierte das Zimmermobiliar. Erst später erfuhren wir, dass es seine verzerrten Wahrnehmungen waren, die ihn derart quälten. Oft war er rasend vor Wut; seine Aggressionen waren unberechenbar. Die schlimmsten Anfälle bekam er in der Nacht – er schlief kaum, ständig brannte das Licht in seinem Zimmer.

Vorher hatte er ein inniges Verhältnis zu seiner Schwester, und mit seiner Mutter hatte er sich auch gut verstanden. Doch ausgerechnet die beiden wurden nun zu Zielscheiben seiner Wut. Glücklicherweise hatte ich weiter Zugang zu ihm, und er schien nur noch zu mir Vertrauen zu haben. Doch nur noch selten verhielt er sich halbwegs normal oder war überhaupt noch ansprechbar. Weil er nicht sagen konnte, was ihn quälte, hatten wir keine Ahnung und dachten weiterhin, es seien Folgen des Drogenkonsums.

Wir haben versucht, dem Therapeuten deutlich zu machen, wie Sebastian ständig in seinem Zimmer schrie und wütete, aber auch er deutete dies falsch: Die zunehmende Aggression sah er als Bedürfnis, sich abzureagieren: »Sebastian muss seine Aggressionen ausagieren.«

Die Therapie des Drogenberaters bestand darin, Sebastian zu empfehlen, er möge sein Leben selbst in die Hand nehmen und sich von seinen Eltern lösen. Dies machte ihn aber noch wütender, und später sagte er, er sei mit dieser Anweisung völlig überfordert gewesen. Außerdem hatte er das Gefühl bekommen, gegen seine Eltern aufgehetzt zu werden.

Die Aggressionen waren inzwischen vorbei, stattdessen wurde Sebastian still, was uns noch mehr ängstigte und große Sorgen bereitete. Wochenlang lag er regungslos im Bett und wurde nur noch in der Nacht aktiv. Wir konnten durchs Fenster in seinem Zimmer Licht sehen. Er sprach mit niemandem, ging kaum noch aus dem Haus. Doch diese scheinbare Ruhe täuschte, wirkte unheimlich, und sogar der Hund hatte vor ihm Angst.

Endlich fing Sebastian an, über einige seiner Symptome zu sprechen. Über seinen Verfolgungswahn sprach er allerdings immer noch nicht – ich glaube, weil er niemandem mehr traute. Erst viel später haben wir davon erfahren, und es hat uns erschüttert. Er muss entsetzlich gelitten haben. Glücklicherweise haben wir dann mit unserem Hausarzt gesprochen, und er riet uns, Sebastian zu einem Psychiater zu bringen. Es war der richtige Schritt und brachte die Wende, nicht nur für Sebastian, sondern für die ganze Familie. Der Arzt widmete sich Sebastian mit viel Verständnis und Engagement. Und er informierte uns und bezog uns auch weitgehend in die Gespräche mit ein.

Nachdem Sebastian Medikamente bekommen hatte, verbesserte sich sein Zustand rasch, seine Fröhlichkeit und sein Humor waren schnell wieder hergestellt. Aus Misstrauen gegen seine Mutter und seine Schwester wurde wieder Zuneigung.

Heute ist Sebastian über ein Jahr clean und weitgehend genesen. Er sagt: Wäre ich dem Rat gefolgt und damals ausgezogen, wäre ich vielleicht heute noch ganz unten. Meine Familie hat mich sehr unterstützt. Allein hätte ich es jedenfalls nie geschafft!«

Rückkehr in den schulischen oder beruflichen Alltag

Der in der Behandlung erreichte Erfolg muss sich auch in der Folgezeit bewähren. Die meisten Betroffenen, die eine kompetente Therapie gemacht und hinterher eine ausreichende psychosoziale Begleitung erfahren haben, bleiben clean und schaffen es, sich sozial und beruflich erfolgreich zu reintegrieren.

Die Wiedereingliederung in den gewohnten Alltag ist die letzte

Phase des Genesungsprozesses. Selbst wenn noch geringfügige Beeinträchtigungen vorliegen sollten, ist die Rückkehr in den Alltag der beste Weg, diese schnell zu verringern.

In einigen Bundesländern ist es nicht möglich, nach einer Abwesenheit, die über eine bestimmte Zeit hinausgeht – in der Hansestadt Hamburg beträgt sie z. B. bis zu einem Jahr –, in die Schule zurückzukehren. In einem solchen Fall muss die Abwesenheit durch eine lückenlose ärztliche Bescheinigung begründet werden. Und selbst dann hängt es von der Entscheidung der amtlichen Stellen bzw. von der jeweiligen Schulleitung ab, ob der Betroffene auch angenommen wird. Hier kann es enorm wichtig sein, dass sich die Eltern für den Betroffenen einsetzen. Sollte der Antrag nicht angenommen werden, gibt es keine andere Möglichkeit, als den Betroffenen in einer Privatschule oder in einem Internat unterzubringen. Dies ist jedoch eine finanzielle Frage, und die Jugendlichen, die weder die eine noch die andere Unterstützung haben, sind schwer benachteiligt. Nur wenige werden ganz ohne Unterstützung die nötige Energie und Entschlossenheit aufbringen, sich mit Gelegenheitsjobs durchzuschlagen und dann etwa noch eine staatliche Abendschule zu besuchen. Diese Jugendlichen können dann in die missliche Lage geraten, dass sie keinen Schulabschluss haben und folglich auch keinen Ausbildungsplatz bekommen.

Es ist wichtig, dass die Schule über die Erkrankung wahrheitsgemäß informiert wird, damit sie Verständnis aufbringt, falls der Betroffene noch nicht genügend belastbar ist oder noch einmal eine psychotische Phase durchleiden muss. Wenn die Schulleitung adäquat informiert ist, gegebenenfalls auch durch den behandelnden Arzt, kann der Betroffene in den meisten Fällen mit viel Verständnis rechnen. Das setzt natürlich voraus, dass er sein Bestes tut und sich Mühe gibt, diszipliniert und zuverlässig mitzuarbeiten und sich korrekt zu verhalten.

Was eine Ausbildungs- oder Arbeitsstelle betrifft, so hängt es von der Einstellung des Arbeitgebers ab, ob und inwieweit er über die Krankheit informiert werden sollte. Leider dürfte es schwierig sein, einen derart sozial eingestellten Arbeitgeber zu finden, der für psychische Störungen Verständnis hat. Solche Fälle gibt es, aber sie sind leider noch die Ausnahme.

Während der Betroffene sich wieder mehr nach außen orientiert und sich seinen Mitmenschen immer mehr öffnet, wendet er sich auch allmählich neuen Interessen zu, baut einen neuen Freundeskreis auf und geht vielleicht eine Partnerschaft ein. Für viele Jugendliche, die sich aus einer Drogenabhängigkeit befreit haben und psychisch gesund geworden sind, ist es eine große Befriedigung, wenn sie feststellen, dass sie wieder etwas leisten können und dafür Anerkennung bekommen. Sie sind froh, auch wieder Sozialkontakte zu haben und Freundschaften zu schließen. Sie haben sich eine geistige Reife und seelische Tiefe erarbeitet, in denen sie den Gleichaltrigen in nichts mehr nachstehen.

Dennoch wird der Genesende noch recht lange psychisch verwundbar sein und braucht weiterhin jede Unterstützung, sowohl von seinen Angehörigen als auch vom professionellen Hilfesystem. Es ist unbedingt zu empfehlen, dass der Betroffene weiter durch seinen Arzt und/oder durch eine geeignete Psychotherapie begleitet wird, damit er den nötigen Halt hat, falls es in der Ausbildung oder im privaten Bereich zu Stresssituationen oder zu Rückschlägen kommt, und damit diese therapeutisch bearbeitet werden können. Schritt für Schritt können diese Maßnahmen dann im Laufe der Zeit abgebaut werden.

»Es hat lange gedauert und viel Kraft gekostet, aber ich habe es geschafft!«

Milla, 23, erzählt von ihrer Rückkehr in die Schule. Milla ist dunkelblond, hat dunkelbraune, lebhafte Augen. Sie wirkt sehr gepflegt und hat ein sympathisches, offenes Wesen. Sie studiert Biologie im zweiten Semester, möchte später gerne in der DNA-Forschung arbeiten:

»Mein Arzt drängte mich zu versuchen, in die Schule zurückzugehen. Er meinte, das wäre die beste Therapie für mich. Heute gebe ich ihm Recht, und ich weiß nicht, ob ich es je geschafft hätte, wenn er nicht so stark an mich geglaubt hätte. Aber es war nicht einfach. Zweimal versuchte ich es, schaffte es aber nicht. Ich konnte nicht bleiben: Im Klassenzimmer hatte ich das Gefühl, dass alle wüssten, was mit mir los war, alle wüssten, woran ich denke. Und weil ich das glaubte, strengte ich mich ständig an, an etwas Gutes zu denken. Es war mir total peinlich, wenn ich schlechte Gedanken hatte, die andere dann erfahren würden. Das Schlimme ist, je mehr man sich auf die Gedanken konzentriert, desto schlimmer werden sie, bis man nur noch schlechte Gedanken hat, die einfach nicht verschwinden. Nach zwei Stunden war es nicht mehr auszuhalten, und ich bin völlig aufgelöst nach Hause gegangen.

Zum Glück kannten die Schüler mich nicht von früher. Die müssen eh gedacht haben, dass ich richtig abartig bin. Zu der Zeit hatte ich noch viel Übergewicht, weil ich von den Medikamenten ziemlich zugenommen hatte. Eine Zeit lang tat ich auch nichts anderes als fernsehen und essen. Oder besser gesagt, ich hatte zu nichts anderem Lust, und meine Mutter musste mich immer wieder vom Sessel scheuchen und mir etwas zu tun geben. Der Arzt hatte es ihr empfohlen – ich sollte so viel wie möglich beschäftigt werden. Hätte meine Mutter das ohne den Arzt verstanden? Hätte sie es von sich aus gewusst? Ein schrecklicher Gedanke: Ich würde vielleicht immer noch vor der Glotze sitzen, essen und den halben Tag schlafen. Ich weiß nicht, wie es die Leute schaffen sollten, die niemanden haben, der sie unterstützt. Ich hatte so wenig Energie, dass mir alles schwer fiel. Alles ging nur sehr langsam, und ich merkte, dass es meine Familie manchmal irritierte, aber sie versuchten es nicht zu zeigen. Damals glaubte ich auch noch, dass ich Mitteilungen bekomme – durch das Fernsehen, durch die Werbung oder durch irgendwelche Fernsehprogramme – Mitteilungen, die extra für mich gemacht waren.

Ein Jahr danach versuchte ich es mit der Schule noch einmal, aber es war fast genauso schlimm. Vielleicht ein bisschen besser, aber es ging immer noch nicht. Der dritte Versuch kam dann im darauffolgenden Jahr. Meine Mutter ging mit mir in die Schulbehörde, und wir suchten zusammen eine neue Schule aus. In der ersten Schule, die wir besuchten, hätte ich nicht bleiben können: die war zwar schön und ganz modern, aber unübersichtlich, viel zu groß und viel zu voll. Die zweite Schule war kleiner und wirkte irgendwie gemütlich. Sie lag weit weg von uns mitten in der Stadt, und ich musste mit der Bahn oder dem Bus dort hinfahren. Das ging am Anfang gar nicht, und meine Mutter musste mich jeden Tag hinfahren und abholen. Erst nach einigen Wochen schaffte ich es, mit dem Bus allein hinzufahren. Die S-Bahn konnte ich zuerst gar nicht ertragen, nur den Bus, obwohl die Fahrt viel länger dauerte. Es hat noch Monate gedauert, bis ich es schaffte, die Bahn zu benutzen.

Ich hatte die 12. Klasse abgebrochen, aber nun musste ich die 11. wiederholen. Ich sollte mich nicht anstrengen, sondern mich wieder ganz langsam an die Schule gewöhnen. Das war die richtige Entscheidung. In der ersten Zeit blieb ich in den Pausen im Klassenzimmer. Es gab noch ein Mädchen, das auch nicht hinausging. Sie war nicht krank, aber sehr schüchtern. Sie ist keine Deutsche, und das hing wohl mit ihrer Herkunft und ihrer Erziehung zusammen. Sie war die einzige, der ich mich anvertrauen konnte. Auch später war ich befreundet mit Mädchen, mit denen ich früher noch nicht einmal geredet hätte. So graue Mäuse, hätte ich damals gedacht, weil ich früher so richtig cool war. So wie die Kiffer eben sind. Heute finde ich meine neuen Freunde viel netter.

Es war mir zu stressig auf dem Schulhof, das hielt ich einfach nicht aus. Es hatte auch lange gedauert, bis ich überhaupt in der Lage war, in die Stadt zu gehen, es war einfach zu anstrengend. Die Medikamente machten mich irre müde, und was soll eine junge Frau, die jeden Abend um acht ins Bett geht, mit ihrem Leben anfangen? Also lernte ich wie eine Irre. Ich fand es super, weil ich merkte, dass ich alle Ziele erreichen konnte, die ich mir gesetzt hatte. Früher war es mir egal, ich wollte nur meinen Spaß. Und das war kiffen, rumalbern, in die Discos gehen, Typen kennen lernen, die mich heute nicht mehr anschauen würden, weil ich heute ein ganz anderer Typ bin. Die ich aber auch nicht mehr haben wollte – für nichts in der Welt! Wie den Koksdealer, den ich anhimmelte. Er war ein Student und richtig schick, und ich war sehr verliebt. Ein Glück, dass ich die Droge nicht mochte! Heute würde ich mich vorsehen, und der hätte bestimmt keine Chancen bei mir. Das ist vorbei, nicht mehr meine Welt.

Seit ich krank wurde, bin ich clean. Langweilig, bieder und spießig – so habe ich früher über Leute wie mich gedacht, aber ich bin glücklich, es geht mir tausendmal besser als in den Kifferzeiten. Und ich habe mich gut erholt, obwohl es sehr langsam ging – kein Mensch kann sich vorstellen, wie langsam. Aber ich habe nicht aufgegeben. Wenn ich aber weiter gekifft hätte, hätte ich es nie geschafft.

Erst im nächsten Schuljahr, in der 12. Klasse, ging ich in den Pausen auf den Schulhof. Es ging mir langsam immer besser. Nur wenn ich mich anstrenge oder Stress habe, sehe ich heute noch Bilder.

Stimmen hörte ich nie – dafür sah ich diese ekelhaften Bilder, die jetzt aber nur noch sehr selten auftreten und schwach sind. Auch das wird immer besser. Heute bin ich auch nicht mehr so müde, habe auch gut abgenommen. Ich kann überall hingehen, alles tun und machen, was ich will und was mir gefällt. Ich mag Menschen, ich meide sie nicht mehr, sondern genieße den Umgang mit ihnen. Und ich habe einen Freund, der sehr lieb zu mir ist. Er trinkt und raucht nicht und nimmt keine Drogen, so wie ich auch nicht. Und das Beste ist: Ich habe Perspektiven. Ich werde einen tollen Beruf haben, den ich mag. Ich habe Ziele und weiß, dass ich sie erreichen kann und erreichen werde.

Das Kiffen hätte fast alles kaputt gemacht. Selbst wenn ich nicht krank geworden wäre, hätte das Kiffen mein Leben kaputt gemacht. Auch das Verhältnis zu meinen Eltern und zu meiner Schwester. Ich war ja oft unerträglich, wobei das schon fast untertrieben ist: es war wohl oft nicht auszuhalten mit mir, so launisch und aggressiv war ich. Ich fand meine Mutter öde, schimpfte ständig über sie. Heute verstehen wir uns wieder gut. Es ist einfach wie Gehirnwäsche, wenn man ständig bekifft ist, man verliert den Bezug zur Realität. Wie gut, dass ich aufgehört habe. Zum Schluss war es eh nur noch ein ständiger Horrortrip!«

TEIL III

TIPPS FÜR ANGEHÖRIGE

1. Die Reaktion der Angehörigen

…, dass das Leben, das wir gemeinhin leben,
Leid ist – oder genauer, durch eine besondere Art
von Verneinung, von Verdrängung verhext ist, die
aus dem Streben nach dem Unmöglichen entsteht.

Alan W. Watts[92]

Erste Veränderungen und Auffälligkeiten

Wenn wir uns das Bein gebrochen haben, können wir mit Verständnis und Mitgefühl rechnen, weil unsere Mitmenschen den Schmerz nachfühlen können und wissen, welche Beschwerlichkeit eine solche Verletzung mit sich bringt. Für psychische Erkrankungen haben die meisten Menschen aber zunächst wenig Verständnis, weil viele psychische Symptome von ihnen nicht nachempfunden werden können und deshalb selten verstanden werden. Statt mit Empathie und Verständnis reagieren viele mit Hilflosigkeit und sogar mit Ärger und Wut, besonders wenn sie glauben, dass das veränderte Verhalten mutwillig ist. Solange Angehörige die psychische Erkrankung weder erkennen noch verstehen, werden sie womöglich zunächst das Gefühl haben, sie selbst seien die eigentlichen Leidtragenden.

Wenn ein Kind an einer psychischen Störung erkrankt, werden Angehörige mit dieser Schwierigkeit konfrontiert, die jedoch bei einer Psychose und einer Abhängigkeit besonders ausgeprägt ist. Eine Drogenabhängigkeit verändert das Wesen eines Menschen: Ein bisher freundliches und unauffälliges Kind verhält sich aufsässig, wirkt unnahbar und kalt. Die Angehörigen müssen mit einem Kind leben, das ausrastet und die Eltern völlig grundlos beschimpft, sich unzuverlässig, unhöflich bis aggressiv verhält. Ein guter Schüler vernachlässigt seine Schulaufgaben, schwänzt die Schule und bleibt womöglich sitzen. Ein bisher ehrliches und anständiges Kind fängt an, die Eltern zu täuschen und zu belügen. Obwohl dieses Verhalten den Betroffenen selbst auch belastet und er weiß, dass es falsch ist, kann er es nicht ändern, ohne zu riskieren, seinen Drogenkonsum preiszugeben.

Während das Familienleben schon längst unerträglich geworden ist, hat der Sohn oder die Tochter anscheinend noch Spaß an dem schädlichen Drogenkonsum. Er/sie hat ein »Geheimnis«, das er/sie mit Freunden und Gleichgesinnten teilen kann. Dabei werden die Eltern zu einer Bedrohung, denn sie könnten womöglich dem Spaß ein Ende setzen.

Mit Ausnahme der Unehrlichkeit kann es bei psychischen Störungen zu ähnlichen Verhaltensveränderungen kommen: zu irrationalen Gemütsschwankungen, aggressiven Ausbrüchen und emotionaler Distanz. Wie bei der Sucht gehen diese Verhaltensweisen oft mit Selbstvernachlässigung und Leistungsabfall einher und führen zu familiären Spannungen, Zerbrechen von Freundschaften, sozialem Rückzug und zu großen Einbrüchen im Bereich Ausbildung und Beruf.

Natürlich ist jeder Krankheitsverlauf anders, die Symptome überschneiden sich und können leicht mit entwicklungstypischen und vorübergehenden Störungen verwechselt werden.

Nicht immer sind die Symptome deutlich zu erkennen. Eine Cannabisabhängigkeit kann wie z. B. eine Psychose oder eine Depression in Phasen verlaufen: In einer scheinbar guten Phase werden Hoffnungen geweckt, die Störung sei schon überstanden, während eine Verschlechterung völlig unerwartet plötzlich wieder auftreten kann. Außerdem können Cannabiskonsumenten, die ihren chronischen Drogenmissbrauch vertuschen wollen, überaus erfinderisch sein und die Angehörigen mit sehr plausiblen Ausreden und falschen Versprechungen lange hinhalten und so auch über längere Perioden hinweg Normalität vortäuschen.

Über die Ursachen rätseln

Die meisten Eltern stehen den Wesensveränderungen hilflos gegenüber und suchen deshalb zunächst nach nahe liegenden Erklärungen: »Er macht eine besonders schwere Pubertät durch« oder »Der Umzug / die Trennung von X macht ihm zu schaffen.« Wenn es um

Drogen geht, heißt es oft, die Freunde seien schuld. Aussagen wie z. B.: »Die sind doch das Letzte!«, »Sie wurde verführt!« oder: »Er wurde unter Druck gesetzt!« sind Ausflüchte, die vor der Realität schützen sollen.

Fliegt in der Schule eine Clique auf, die beim Kiffen erwischt wurde, führt dies oft zu Misstrauen und Streit zwischen den Eltern, die sich gegenseitig den schwarzen Peter zuschieben. Es sind immer die anderen, niemals das eigene Kind, dem jede Lüge geglaubt wird. Nicht selten wird von Eltern ein Anwalt eingeschaltet, bis sich unter den Schülern ein Sündenbock findet, mit dem die Eltern ihren Kindern dann den Umgang verbieten.

Viele Eltern grübeln darüber nach, was sie selbst falsch gemacht haben könnten. Das Gefühl, in der Erziehung versagt zu haben, ruft vor allem bei den Müttern große Unsicherheit, tief verwurzelte Ängste und Schuldgefühle hervor, hat doch die Gesellschaft gerade sie in den letzten 30 bis 40 Jahren enorm unter Druck gesetzt, sich für jedes familiäre Problem und jede psychische Erkrankung allein verantwortlich zu fühlen.

Sowohl das anerzogene und auch natürliche Bemühen einer Mutter, alles wieder ins Lot zu bringen, wird vom abhängigen Kind oft rücksichtslos ausgenutzt. Sie ist der Rettungsanker, an dem es sich festklammern kann, ohne sich ändern zu müssen. Diese Mutter-Kind-Konstellation wird auf die Mutter bezogen *Co-Abhängigkeit* genannt.

Das Konzept ist umstritten und wird von vielen Angehörigen als diskriminierend empfunden. Andere können sich dagegen in den dort beschriebenen Verhaltensweisen wiederfinden und die gewonnenen Erkenntnisse positiv für sich nutzen. Sie können ihr Problem aus einem ganz neuen Blickwinkel betrachten und dadurch lernen, besser damit umzugehen.

Allerdings ist das Konzept der Co-Abhängigkeit durchaus diskriminierend, wenn mit seiner Hilfe versucht wird, den Angehörigen noch mehr Schuldgefühle aufzuladen. Es sollte nur zu dem Zweck hinzugezogen werden, den betroffenen Angehörigen zu mehr Selbsterkenntnis zu verhelfen und zu einer Verhaltensveränderung zu ermutigen.

Natürlich ist es nicht leicht zu verstehen, warum Verhaltensweisen, die bei der Begleitung von Menschen mit anderen Krankheiten als positiv und wünschenswert gelten, sich bei Abhängigkeiten kontraproduktiv auswirken und aus diesem Grund vermieden werden sollten. Durch die traditionelle Frauenrolle werden Mütter ja geradezu zu Co-Abhängigen erzogen: Je mehr die Mutter sich ständig für ihre Familie aufopfert, desto größer die Wahrscheinlichkeit, in die Falle der Co-Abhängigkeit zu geraten. Dies kann z. B. bedeuten, dass sich eine Mutter für die aggressiven Ausbrüche und das unberechenbare Verhalten verantwortlich fühlt, weil sie glaubt, in der Erziehung versagt zu haben, und sich dann besonders viel Mühe gibt, dem Sohn oder der Tochter alles recht zu machen. Das Verhalten des Kindes ändert sich dadurch natürlich nicht, sondern wird verstärkt, und die Mutter steigert ihre Bemühungen. Dies kann so weit gehen, dass sich die betroffene Mutter völlig verausgabt und dennoch das Gefühl hat, dass sie nichts richtig macht. Um eine Bestätigung für ihre Anstrengungen zu bekommen, buhlt sie um die Gunst ihres Kindes und ist dankbar für die wenigen Momente, in denen die Tochter / der Sohn sich freundlich verhält – nämlich dann, wenn sie/er Geld braucht. Sie klammert sich an sinnlose Ausreden, glaubt jeder Lügengeschichte und gibt womöglich noch den letzten Cent, der dann sofort für Drogen ausgegeben wird. Während sie allmählich das zermürbende Gefühl bekommt, als sauge das abhängige Kind ihre ganze Lebensenergie aus, bis sie sich völlig leer und ausgebrannt vorkommt, verliert das Kind immer mehr den Respekt vor ihr, was sie wiederum dazu veranlasst, sich noch mehr Mühe zu geben – ein Teufelskreis entsteht.

Das destruktive Wechselspiel gibt dem Betroffenen die Bestätigung, die er sucht: die Mutter hat nichts mehr im Griff, während ich selbst alles unter Kontrolle habe! Die Rechtfertigungen und Ausflüchte, auf die seine Mutter immer noch hereinfällt, vermitteln ihm das Gefühl, das Problem kontrollieren zu können.

Zu oft spielen Väter eine Komparsenrolle in der Familie – schon allein durch ihre berufsbedingte Abwesenheit. Väter mögen innerlich genau so beteiligt sein, zeigen es jedoch selten und sind nicht immer bereit, Verantwortung für die Probleme zu übernehmen.

Väter beobachten das Geschehen häufig aus der Distanz, verhalten sich oft eher abwartend oder ziehen sich zurück, in der Hoffnung, dass es die Mutter wie schon so oft richten wird. Oder sie versuchen, mit gelegentlichen aggressiven Ausbrüchen ihre Autorität zu zementieren, was zu unschönen Szenen oder gar zu handgreiflichen Auseinandersetzungen mit dem betroffenen Kind führen kann. Weil dies meistens zu nichts führt, sind die Väter dann frustriert oder fühlen sich hilflos und flüchten in die Arbeit oder in außerhäusliche Zerstreuungen.

Bei den Angehörigen sowohl psychisch Kranker als auch Drogenabhängiger ist die erste Reaktion Nicht-wahrhaben-Wollen oder Verdrängung – ein Verhalten, das auf Vorurteile und Angst zurückzuführen ist, weil man sich in einer bisher unbekannten Situation befindet, über die in der Gesellschaft selten gesprochen wird und über die man deshalb kaum etwas weiß.

Wenn das veränderte Verhalten nicht als Krankheit, sondern als böse Absicht verstanden wird, kann dies zu einem gespannten Familienklima führen. Aus fehlendem Verständnis reagieren Angehörige womöglich mit Ärger oder Wut und lassen sich in sinnlose Streitereien mit ihrem Kind verwickeln, was nur noch mehr Spannung hervorruft. All das wird vom betroffenen Kind aber als sehr belastend empfunden, und es kann sich als völlig unverstanden, allein gelassen und schuldig fühlen, was zu noch mehr Rückzug und Aggression führen kann.

Vom Verdacht zum ersten Erkennen

In diesem Buch wird immer wieder dargestellt, wie kompliziert der Verlauf der parallel verlaufenden psychischen Störungen sein kann, wie sie ineinander verflochten sind und in Wechselwirkung zueinander stehen. Und weil sich die jeweiligen Symptome ähneln, ist es umso schwerer, die eine oder andere zu erkennen und sie voneinander zu unterscheiden.

Darüber hinaus handelt es sich um Tabuthemen, mit denen viele Menschen möglichst nichts zu tun haben wollen. Wenn dann Sucht und eine andere psychische Störung auch noch gleichzeitig auftreten, ist die Ratlosigkeit der Angehörigen verständlicherweise umso größer. Schon ein einziges Problem wie z. B. die Abhängigkeit belastet eine Familie enorm stark und stellt eine echte Bewährungsprobe sowohl für die eheliche Beziehung als auch für das Familienleben dar. Nicht selten zerbrechen Ehen daran, besonders dann, wenn die Partner die eine oder beide Störungen verdrängen und/oder sie sich gegenseitig beschuldigen. Wenn nur einer der

Partner die eine oder auch beide Störungen verleugnet, kann dies die ganze Situation für lange Zeit lähmen.

Innerhalb der Familie können die Störungen von den Eltern unterschiedlich erkannt werden. Manchmal wird eine Störung erkannt, die andere aber verdrängt, was mit tief sitzenden Ängsten und Vorurteilen im Zusammenhang stehen kann. Diese unterschiedliche Wahrnehmung kann zu Streit und Misstrauen führen. Weil viele Menschen glauben, psychische Störungen seien reine Erbkrankheiten, führt dies häufig zu gegenseitigen Anschuldigungen, und in der jeweiligen Ahnengeschichte wird dann nach den »Wurzeln der Übels« gesucht. Es können dann Äußerungen fallen wie: »In meiner Familie gibt es keine ›Verrückten‹!« Oder: »War nicht dein Onkel ein Alkoholiker?«

Da der Cannabisrausch völlig anders ist als z. B. ein Alkoholrausch, kann es lange dauern, bis Eltern überhaupt erkennen können, dass der Betroffene dauernd »bekifft« ist. Alle Versuche, ihn dann auf das Thema anzusprechen, führen häufig zu vehementen Ausbrüchen: Das Problem wird abgestritten, die Droge leidenschaftlich verteidigt und argumentiert, die ignoranten Eltern verstünden eben nichts von diesem Thema. Und weil das meistens auch stimmt, stehen sie dann als die Dummen da.

Vielleicht hilft es den Eltern, darüber nachzudenken, dass viele der Strategien, die sie selbst einsetzen, um mit dem Problem zurechtzukommen, mit denen identisch sind, die ihre abhängige Tochter/ihr abhängiger Sohn auch einsetzt: die Eltern, um die Lage unter Kontrolle zu bekommen, und die Tochter/der Sohn, um das schädliche Verhalten nicht ändern zu müssen. Die gemeinsamen Verhaltensweisen wie Verdrängen und Vertuschen gründen vor allem auf Schuldgefühlen und emotionaler Unsicherheit.

Es kann unterschiedlich lange dauern, bis Eltern die Situation tatsächlich realisieren: Einige brauchen nur Wochen bis Monate, manche aber einige Jahre, bis sie so weit sind, den Tatsachen ins Auge sehen zu können. Je länger der Drogenkonsum anhält und je stärkere Ausmaße er annimmt, desto offensichtlicher wird das Problem: Irgendwann sind die Indizien so deutlich und die negativen Folgen so gravierend, dass es für den Betroffenen sinnlos wird, den Drogenkonsum zu leugnen. Manche Eltern realisieren jedoch oft erst dann, wenn das Kind in psychiatrischer Behandlung ist, dass es Drogen konsumiert und dass dies ein ernst zu nehmendes Problem ist.

Wenn die Betroffenen den Konsum endlich zugeben, bagatellisieren sie ihn meist stark. Obwohl den Eltern das Problem inzwischen bekannt ist und sie das betroffene Kind unter Druck setzen, den Konsum aufzugeben, setzen sie ihm andererseits keine Grenzen, sondern helfen ihm ständig mit verschiedenen Maßnahmen aus jeder Patsche, sei es mit Geld oder z. B. Telefonaten mit der Schule bzw. dem Arbeitgeber, um eine durch die Sucht verursachte Abwesenheit zu entschuldigen, mit der Unterstützung bei Behördengängen, mit dem Erinnern an Fristen oder Ähnliches.

Wie die meisten Abhängigen neigt auch das betroffene Kind dazu, bei anderen die Schuld für sein Suchtverhalten zu suchen. Durch den ständigen Streit eskaliert die Situation zu Hause. Die heftigen Auseinandersetzungen, Vorwürfe und Beschuldigung seitens der Eltern nimmt der Betroffene dann gern zum Anlass, den Angehörigen die Schuld für sein Drogenproblem zuzuschieben. Das ist genau das, was er braucht, um die Situation aufrechtzuerhalten, denn es lenkt ihn davon ab, auf sein eigenes Verhalten schauen zu müssen. Dann kann er sich sagen: »Kein Wunder, dass ich Drogen konsumieren muss – in so einer Familie!«

In dieser Phase kontaktieren die ratlosen Eltern oft das erste Mal eine Drogenberatung oder eine Elterngruppe. Dies geschieht oft erst dann, wenn sie das Gefühl haben, dass es keinen Ausweg mehr gibt, und sie mit ihren Kräften am Ende sind. Wenn Eltern jedoch Pech haben, erwischen sie eine der Beratungsstellen, die es vereinzelt immer noch gibt, in der Cannabiskonsum gar nicht ernst genommen wird. Auch in den Jugendämtern kommt es noch vor, dass Eltern in Anwesenheit ihres Sohnes/ihrer Tochter mit Worten zurechtgewiesen werden wie z. B.: »Denken Sie doch selbst an Ihr abendliches Bier!« Oder sie werden mit Aussagen vertröstet wie z. B.: »Es handelt sich um eine normale und vorübergehende Entwicklungsphase« und nach Hause geschickt. Wenn sich Eltern dann an eine Selbsthilfegruppe wenden und völlig ratlos äußern: »Er hat doch nur gekifft!«, sind sie von der Reaktion erfahrener Eltern oft überrascht. Die Leiterinnen von Elternkreisen[93] berichten, dass sie dann diesen Eltern erst einmal beibringen müssen, dass Haschisch und Marihuana Drogen sind.

Manche Eltern beschuldigen sich gegenseitig und streiten dauernd, andere dagegen fressen alles in sich hinein, fühlen sich hilflos und können deswegen depressiv werden. Selbst wenn sich die Eltern ihre Hilflosigkeit ehrlich eingestehen, kann dies zu noch tieferer Niedergeschlagenheit führen, verbunden mit der Erkenntnis, der Situation hilflos gegenüberzustehen.

Eine allgemeine Unkenntnis über den Verlauf und die Behandlungsmöglichkeiten führt häufig zu großen Ängsten vor beiden Störungen. Viele Menschen haben irrige Ansichten z. B. über Drogenabhängigkeit, von der sie glauben, sie sei eine Art Sackgasse und bringe einen Menschen zwangsläufig nach ganz unten. Viele Menschen denken ähnlich über andere psychische Störungen, z. B. über eine Psychose, vor allem über die Schizophrenie, von der häufig angenommen wird, dass sie unheilbar ist und zu bleibenden schweren geistigen Behinderungen führt.

Eltern, die eine der beiden oder beide Störungen erkennen, empfinden nicht nur Hilflosigkeit, sondern tiefe Angst und Trauer, die mit Schamgefühlen einhergehen. Sie sind voller Selbstmitleid, haben Schuldgefühle und machen sich selbst Vorwürfe. Besonders wenn es um Drogen geht, kommen häufig Gefühle tiefer Enttäuschung, Kränkung und Wut hinzu.

Viele Eltern sind der irrigen Meinung, dass sie durch Kontrolle oder Zwang den Konsum beenden können. Wenn dies dann nichts fruchtet, was meist der Fall ist, können sich die angestauten Gefühle dadurch entladen, dass die Tochter / der Sohn vor die Tür gesetzt wird.[94] Wenn das Leben mit dem betroffenen Kind über die Kräfte der Familie hinausgeht, wenn die Situation z. B. kleinere Geschwister überfordert, ist dies oft der einzige Ausweg, um die Familie nicht ganz zu zerstören. Dies sollte jedoch nicht aus einer momentanen Unbeherrschtheit geschehen, sondern gemeinsam und mit Bedacht geplant werden.

Ganz anders wiederum stellt sich das Problem bei den Eltern dar, die selbst in ihrer Jugend sorglos mit Cannabis umgegangen sind und keine negativen Konsumfolgen kennen. Manche neigen dann dazu, von ihren eigenen Erfahrung auszugehen und Cannabis für völlig ungefährlich zu halten. So haben sie dann eine extrem liberale Einstellung, die vom vertrauensvollen Gespräch über die Droge und den Konsum bis zu der Erlaubnis reichen kann, zu

Hause zu kiffen – in Extremfällen wird dann sogar mit dem Kind gemeinsam konsumiert. Wenn diese Kinder dann schädliche Konsummuster entwickeln oder abhängig sind, wird womöglich sehr lange versucht, die Wesens- und Verhaltensveränderungen durch andere Ursachen zu erklären.

Es kommt auch vor, dass der Kiffer seine Eltern, seinen Vater oder seine Mutter in jedes Detail seiner Kifferkarriere einweiht. Diese Eltern glauben dann, alles sei in Ordnung, da ihr Kind ja offen mit ihnen über alles redet. Später sehen viele von ihnen ein, dass dies kein Vertrauensbeweis war, sondern ein Vertrauensmissbrauch. Dass sie darauf eingegangen sind, hat die Uneinsichtigkeit des Kindes nur noch bestärkt. Hätte es sich bei dem Thema z. B. um Alkohol gehandelt und nicht um Cannabis, hätten sie darauf vielleicht angemessener reagiert.

Die große Verdrängung – Eltern als Helfer und Retter

Wie erwähnt können Schwankungen der psychischen Störungen wie Abhängigkeit, Depression oder Psychose in Phasen verlaufen, und so sind Angehörige zwischen Hoffnung und Resignation oft hin und her gerissen.

Sowohl in Bezug auf Drogenabhängigkeit als auch andere psychische Störungen neigen Angehörige dazu, sich von der Problematik völlig vereinnahmen zu lassen. Bald dreht sich alles nur noch um das betroffene Kind, um Drogen und Sucht und/oder um die psychische Störung: Die Geschwister kommen zu kurz, Freundschaften, Hobbys und andere Interessen werden vernachlässigt oder ganz aufgegeben. Einige Eltern ziehen sich oft aus ihren bisherigen sozialen Kontakten zurück und sind dann völlig isoliert, was ihre Befindlichkeit noch zusätzlich belastet.

Einige Angehörige mausern sich zu »Experten« und wollen helfen – in bester Absicht. Sie kontaktieren den »besten« Arzt, suchen die »beste« Klinik aus, in der Hoffnung, dass ihr Kind nun das Problem einsieht und sich helfen lassen will.[95] Häufig steckt hinter dieser Hilfe jedoch das Bedürfnis, das Problem unter Kontrolle zu bekommen. Das spürt das betroffene Kind. Solange es noch uneinsichtig ist, ist es nicht bereit, die Hilfe anzunehmen. Mit einem solchen Verhalten erreichen Eltern nur selten einen besseren Zugang zu ihrem Kind und tragen kaum dazu bei, dass es einsichtiger wird. Im Gegenteil: das betroffene Kind fühlt sich nicht angenommen und nicht verstanden, sondern bevormundet, kontrolliert und weiterhin unter Druck gesetzt.

Realistische und mitfühlende Annahme

Richtig helfen können Eltern erst dann, wenn sie aufhören, den Betroffenen zu bedrängen, zu kontrollieren und unter Druck zu setzen. Das letztere, ein Zeichen der Hilflosigkeit, sollte jedoch mit Konsequenz nicht verwechselt werden. Um die Situation zu normalisieren, kann es hilfreich sein, sich zunächst vom betroffenen Kind zurückzuziehen. Dies hört sich widersprüchlich an, erscheint manchen Eltern vielleicht sogar herzlos, weil sie ein großes Bedürfnis haben, das Problem zu lösen und ihrem Kind helfen zu wollen. Die besten Bemühungen nützen jedoch wenig, wenn sie von dem uneinsichtigen Kind nicht angenommen werden. Um angenommen zu werden, müssen Eltern selbst zuerst ihr Kind mit all seinen Problemen annehmen.

Was sich einfach anhört, stellt bei vielen Eltern einen schmerzvollen und langen Entwicklungsprozess dar. Eltern, die ein suchtkrankes Kind begleiten, teilen jedoch ähnliche Erfahrungen miteinander und müssen einen ähnlichen Weg gehen, wenn sie einen Zugang zu ihrem Kind bekommen wollen. Es ist notwendig, dass sich Angehörige ihren schmerzhaften und negativen Gefühlen stellen, ohne diese durch Aktionismus zu überdecken. Die Gefühle dürfen nicht verdrängt, sondern müssen angenommen und möglicherweise in einer Psychotherapie bearbeitet werden.

Durch Druck und Kontrolle bekommen Eltern keinen Zugang zu einem abhängigen Kind. Sie werden dadurch nur ihre Lebensenergie in sinnlosen Kämpfen vergeuden. Dies führt zu nichts außer zu noch mehr Gegendruck und noch stärkerer Ablehnung seitens des betroffenen Kindes. Es bringt die Eltern nicht weiter, wenn sie das Kind mit Vorwürfen in die Defensive drängen. Mit Vorwürfen ist es unmöglich, an einen Abhängigen heranzukommen; dies ist schon aus der Arbeit mit Alkoholabhängigen hinlänglich bekannt. Die Mechanismen der Sucht sind bei jungen Cannabisabhängigen nicht anders.

Aus einem Teufelskreis kann sich nur befreien, wer nicht mehr mitmachen will. Diesen Schritt sollten die Eltern tun – ein abhängiges und uneinsichtiges Kind kann das nicht.

Aus diesem Grund ist es am wichtigsten, die Situation so anzunehmen, wie sie ist. Das bedeutet nicht, den Drogenkonsum gutzuheißen, im Gegenteil. Dies bedeutet für die Eltern, das Verdrängen und auch das unangemessene Beschützen-Wollen aufzugeben sowie die falsche Hoffnung, sie könnten durch Konfrontation, Aggression oder nicht gewollte Hilfe bei dem Betroffenen etwas Positives bewirken.

Wenn Eltern dem betroffenen Kind jedoch Verständnis und Mitgefühl entgegenbringen und ihm liebevoll und unaufgeregt begegnen, werden sie bald merken, dass sich auch ihre eigene Befindlichkeit positiv verändern wird. Vor allem werden sie erfahren, dass sie einen besseren Zugang zu ihrem Kind finden. Sie werden auch erkennen, dass das konsequente Grenzensetzen Liebe ist und sich positiv auswirken kann, vorausgesetzt, dass die Grenzsetzung nicht mehr durch aggressive Konfrontation und unangemessenen Druck, sondern durch gelassene Konsequenz geschieht.

Viele Eltern müssen hart an sich arbeiten und in ihrer persönlichen Einstellung, ihrem bisherigen Wertsystem und folglich auch in der Erziehung völlig umdenken. Es erfordert vor allem viel Einsicht seitens der Eltern, sich von ihren bisherigen Denkmustern zu befreien, die früher von vielen Vorurteilen geprägt waren. Aber nur so können sie sowohl zur Drogenabhängigkeit als auch zur Parallelstörung stehen und diese annehmen, ohne sich dafür zu schämen oder schuldig zu fühlen.

Irgendwann schaffen es die meisten Eltern – entweder ganz ohne Hilfe, was jedoch selten ist, oder durch die Unterstützung einer fachlichen Beratung oder einer Selbsthilfegruppe –, sich das Problem ehrlich einzugestehen und die Situation anzunehmen, ohne sich dafür schuldig zu fühlen.

Wenn Eltern es schaffen, im Familienleben Normalität und Harmonie wiederherzustellen, haben sie die besten Chancen, auch die gestörte Kommunikation mit dem betroffenen Kind zu normalisieren. Sie werden sich einig, bilden ein Team und können im Idealfall wesentlich dazu beitragen, dass ihr Kind seinen Widerstand aufgibt und einsichtig wird, denn es muss sich ja nicht mehr gegen den

Druck zur Wehr setzen, sondern kann den Blick in Ruhe und Freiheit auf sich selbst richten. Im Zuge des Genesungsprozesses werden Eltern feststellen, dass die positiven Eigenschaften ihres Kindes wieder zum Vorschein kommen und der Sohn / die Tochter allmählich wieder zugänglicher wird (vgl. S. 112–114; S. 116–119).[96]

Jede Familie verarbeitet eine schwere familiäre Krise anders. Die oben beschriebenen Phasen können variieren und unterschiedlich lange dauern. Manchmal kommt es vor, dass Angehörige schon meinen, dass die Krise überstanden ist, dann jedoch ein Drogenrückfall eintritt und bei ihrem Kind Verhaltensweisen wieder auftauchen, die sie schon längst überwunden glaubten. Es ist verständlich, dass Eltern dann sehr erschrecken, aber sie sollten die Hoffnung und Zuversicht auch dann nicht aufgeben, sondern sich vergegenwärtigen, dass Rückschläge zu jedem Genesungs- und Entwicklungsprozess dazugehören. Entscheidend ist, dass die Gesamtentwicklung positiv verläuft, auch wenn der Fortschritt langsam vorangeht. Gerade während einer Krise sollten Angehörige ihr Kind unterstützen und gemeinsam nach vorn schauen. Dies ist aber nur dann möglich, wenn solche Rückschläge nicht verdrängt, sondern mit therapeutischer Hilfe gemeinsam aufgearbeitet werden.[97]

»Mein Sohn Leon – der Tyrann in meinem Haus!«

Frau E. ist eine sympathische, zierliche blonde Frau, 48 Jahre alt, der man aber ansehen kann, dass sie sich Sorgen macht und eine schwere Krise durchlebt. Sie ist geschieden und lebt allein mit ihrem Sohn, der gerade 22 Jahre alt geworden ist. Er macht eine Lehre im Büro eines großen Industrieunternehmens. Sie erzählt, wie sie mit dem steigenden Cannabiskonsum und dem auffälligen Verhalten ihres Sohnes umgeht:

»Als ich merkte, dass mein Sohn ständig kifft, habe ich mich furchtbar geschämt. Ich hatte tiefe Schuldgefühle, litt an Selbstzweifeln und machte mir schwere Vorwürfe. Sie können sich ja vorstellen: als allein erziehende Mutter hat man schon genug mit Vorurteilen zu tun, ohne dass etwas schiefgehen muss.

Sie können sich sicher auch vorstellen, dass ich über die Probleme mit niemandem geredet habe. Ich habe alles in mich hineingefressen, bis ich das Gefühl hatte, dass ich es nicht mehr aushalten kann. Ich konnte nicht mehr schlafen, nicht mehr essen. Die gleichen Gedanken kreisten ständig in meinem Kopf. Und mein Selbstwertgefühl war gleich Null.

Mein Sohn – er heißt Leon – ist sehr groß, fast zwei Meter, und sehr kräftig. Eine Zeit lang ging er fast jeden Tag ins Fitnessstudio, und darum ist er immer noch sehr stark und muskulös.

Leon tyrannisiert mich. Er kommt sich wie ein King vor und führt sich auch so auf. Er nimmt mir einfach alles weg, auch meine ganze Kraft. Ich wage es noch nicht einmal, ihn auf das Kiffen anzusprechen, obwohl er dringend Hilfe braucht. Er flippt ständig aus, führt sich manchmal auf wie eine wild gewordene Bestie.

Neulich kam er nach Hause. Ich hatte den Fernseher ausgemacht und mich auf das Sofa gelegt, weil ich nach der Arbeit so müde war. Das passte ihm nicht. Er wollte laute Musik hören. Es kam zu einem Riesenkrach. Er hat mich furchtbar angeschrien, und ich hatte Angst, dass er mir irgendwas antut. Ich bin in mein Zimmer gegangen und habe die Tür hinter mir abgeschlossen. Da hat er zuerst wie wild an der Tür gerüttelt und dann die Tür eingetreten. Die Tür war völlig hin, hing aus den Angeln. Sie war nicht so stabil, und das Holz war kaputt, einfach eingetreten. Das sind auch wieder Extrakosten. Sinnlose Extrakosten, die ich bezahlen muss.

Dabei geht es ihm blendend. Er lebt wie ein Made im Speck. Darum kann er sich das Kiffen auch leisten. Er behält nämlich das ganze Geld, das wir von meinem Ex-Mann bekommen. Er sagt, das sei seines. Ich würde ja arbeiten – wofür bräuchte ich also Unterhalt? Er bekommt ja auch sein Lehrlingsgehalt. Beides zusammen ist viel, und er behält viel übrig, weil er zu Hause für nichts bezahlen muss. Und alles wird für ihn gemacht. Obwohl ich arbeite, kaufe ich ein, putze, koche, wasche und bügele seine Wäsche.

Sein Zimmer darf ich nur ganz selten betreten. Ich kann mich nicht daran erinnern, wann ich das letzte Mal drin war. Ich weiß, dass er selbst Pflanzen zieht, das habe ich mal gesehen, auch, dass er eine ganze Menge Pfeifen besitzt. Bong nennt er die. Sicher, er kifft auch zu Hause in seinem Zimmer, aber ich kann nichts dagegen tun. Komme nicht dagegen an.

Am liebsten würde ich den ganzen Kram wegschmeißen, seine Bongs und die Pflanzen, aber ich traue mich nicht. Manchmal kommen Päckchen an, aus Holland, angeblich Gartenmaterial. Ich weiß genau, was da drin ist, aber was soll ich machen? Ich habe keinen Mut, kann mich nicht durchsetzen.

Oft habe ich ihm gesagt, dass ich möchte, dass er auszieht. Davon will er nichts wissen – dann hätte er nämlich viel weniger Geld, und das passt ihm nicht. Ich weiß, dass ich die Polizei rufen müsste, aber die helfen ja erst, wenn er mich grün und blau geschlagen hat. Dass es eines Tages so weit kommt, davor habe ich am meisten Angst.

Leon braucht dringend Hilfe. Wenn ich aber die Sache anspreche, springt er mir fast ins Gesicht. Ich komme überhaupt nicht an ihn heran. Er ist einfach überheblich und unverschämt. Zu anderen Leuten ist er reizend. Niemand kann sich vorstellen, was für Szenen sich bei uns zu Hause abspielen. Oft bin so fertig, dass ich nicht mal mehr weinen kann, obwohl ich es möchte. Ich bin wie gelähmt, wie blockiert. Und bei der Arbeit muss ich mich zusammenreißen, damit niemand etwas merkt.

Mit meinem Ex-Mann kann ich nicht reden. Er würde das nicht verstehen. Er lässt sich von Leon einlullen – der kann ja geschickt argumentieren und gut reden, für die beiden bin ich das Miststück, nicht Leon. Und mein Ex erkauft sich den Frieden mit Leon mit dem Geld.

Oft muss ich Leon morgens aus dem Bett holen. Ohne mich würde er fast jeden Morgen verschlafen. Er feiert auch ständig krank, und ich rufe dann bei der Firma für ihn an. Ich habe schreckliche Angst, dass er die Lehrstelle verlieren könnte oder die Prüfung nicht besteht. Aber mein Mann hat Beziehungen, und in der Firma drücken die deshalb noch ein Auge zu. Aber wie es nachher im Beruf aussehen soll, weiß ich nicht.

Manchmal bleibt er über das ganze Wochenende in seinem Zimmer. Ich habe das Gefühl, dass er nur im Bett liegt. Oder er dreht die Musik so laut auf, dass die Nachbarn sich beschweren. Wenn er sich dann etwas zum Essen holt, sieht er furchtbar aus. Er ist ein blonder Typ, und seit er nicht mehr in ein Sonnenstudio geht, ziemlich blass, und dann sieht sein Gesicht so leblos aus, die Augen irgendwie eingedrückt und total rot. Er ist oft überhaupt nicht ansprechbar, und ich weiß, dass er dann den ganzen Tag nichts anderes tut außer kiffen.

Zeitweise redet er so einen Unsinn, dass ich richtig Angst bekomme. Außerdem habe ich das Gefühl, dass er manchmal depressiv ist. Und dann wieder euphorisch – oder aber aggressiv. Er müsste dringend in Behandlung, aber was soll ich tun, solange er das nicht einsehen will! Man kann ja keinen gegen seinen Willen in die Behandlung schicken. Was muss zuerst noch alles passieren?

Ja, vor drei Monaten bin ich endlich in eine Selbsthilfegruppe gegangen. Ich selbst brauche ja Hilfe, muss mit jemandem reden. Sonst gehe ich vor die Hunde. Es waren fast nur Mütter dabei, die meisten etwa in meinem Alter, einige auch älter oder jünger. Ich hatte zu lange geschwiegen, alles in mich hineingefressen. Nun sprudelten die Worte nur so hervor, ich konnte kaum aufhören und fing an zu weinen. Die anderen haben mich getröstet oder einfach nur zugehört und zustimmend mit dem Kopf genickt. Das tat mir richtig gut. Ich fühlte mich angenommen, fühlte mich das erste Mal seit langem viel besser, hatte nachher sogar gute Laune und sah die ganze Sache nicht mehr so schwarz.

Einige der älteren Mütter haben Kinder, die schon seit Jahren clean sind und ein ganz normales Leben führen: Sie haben geheiratet, haben selbst Kinder, arbeiten sogar erfolgreich im Beruf. Diese Mitglieder haben mir Mut gemacht, und ich gehe seitdem regelmäßig zu den Sitzungen.

Ich habe mehr Kraft und merke, dass ich mich jetzt schon gegenüber Leon selbstbewusster verhalte. Ein paar Mal habe ich es geschafft, mich bei ihm durchzusetzen – es ging zwar nur um Lappalien, aber irgendwie hatte ich das Gefühl, dass er plötzlich mehr Respekt vor mir hat. Er lästert zwar manchmal über die Gruppe, aber ich habe das Gefühl, dass er es in Wirklichkeit ganz gut findet, dass ich dort hingehe.

Die Gruppe hilft mir zu unterscheiden zwischen Leon, meinem Sohn, den ich ja trotz allem sehr liebe, und seinem Verhalten, das der Drogenmissbrauch so sehr verändert hat. Ich soll den »echten« Leon stärken und ihm Zuneigung geben, den »Drogen-Leon« aber ignorieren und ablehnen. Ich darf ihn aber auch nicht beschimpfen, soll mich am besten mit ihm gar nicht erst einlassen und schon gar nicht mit ihm streiten.

Ich versuche zu lernen, dass ich nichts für Leon tun darf, solange er Drogen konsumiert. Ich darf für ihn nicht mehr einkaufen, nicht kochen, ich darf seine Wäsche nicht waschen. Ich darf ihn nicht bei der Lehrstelle entschuldigen, wenn er fehlt. Ich muss erreichen, dass er zum gemeinsamen Haushalt Geld beisteuert. Ich darf nicht mehr dulden, dass er unter meinem Dach Drogen nimmt. Wenn das nicht geht, muss er ausziehen, und wenn er randaliert, rufe ich die Polizei. Dann wird er vielleicht endlich einsehen, dass er Hilfe braucht.

Ich habe all das in den drei Monaten verstanden, aber ich traue es mir noch nicht zu, mich überall durchzusetzen. Aber das sind die Ziele, die ich mir gesetzt habe, und mit Hilfe der Gruppe werde ich diese Ziele auch erreichen, da bin ich mir sicher. Allein hätte ich ganz sicher keine Chance.

Wenn es mir jetzt schlecht geht, weil ich mit Leon Ärger habe, rede ich in der Gruppe darüber. Niemand dramatisiert das oder bemitleidet mich. Deshalb belastet es mich halb so viel wie früher.

Es ist ein schwerer Weg, den ich nur Schritt für Schritt gehen kann, das ist mir klar. Ich bin erst am Anfang und muss noch viel lernen. In der Gruppe tanke ich die Kraft, die ich brauche, um durchzuhalten! Ich werde es schaffen – die anderen haben es ja auch geschafft!«

2. Begleitung durch Angehörige

Doppelt betroffen – eine Gratwanderung

> Wende dich stets der Sonne zu,
> dann fallen die Schatten hinter dich.
>
> *Chinesische Weisheit*

> Wir sollen die Patienten loslassen, aber auffangen.
> Doch wie das geht, sagt uns keiner.
>
> *Susanne Heim*[98]

Für die Angehörigen ist der Umgang mit der doppelten Betroffenheit eine Gratwanderung: Einerseits sollten sie sich in Bezug auf den Drogenkonsum konsequent verhalten und Grenzen setzen, andererseits in Bezug auf die psychische Störung aber fürsorglich und stützend. Für die meisten Angehörigen kann es ein schmerzvoller und manchmal auch langer Prozess sein zu lernen, die Abhängigkeit und/oder die andere Störung zu verstehen und damit richtig umzugehen. Während dieser Zeit brauchen sie selbst mitfühlende Zuwendung und viel Unterstützung, die sie aber nicht überall erfahren – weder in ihrem eigenen sozialen Umfeld und leider auch nicht immer im professionellen Hilfesystem.

Angehörige sollten erkennen, welche psychische Störung überwiegt, um sich richtig verhalten zu können: Wenn die Abhängigkeit das größere Problem darstellt und die andere Störung nur relativ leicht ist, sollten Angehörige sich über Drogen und Abhängigkeit informieren und sich an eine kompetente Drogenberatung und/oder an eine Selbsthilfegruppe wenden. Sollte die psychische Störung aber überwiegen, sind ein Facharzt für Psychiatrie und/oder die Angehörigenselbsthilfe psychisch Kranker die richtigen Ansprechpartner.

Weil aber das Versorgungsnetz für psychische Störungen, besonders, wenn sie »im Doppelpack« Abhängigkeit und andere psychische Störung auftreten, gravierende Mängel aufweist, sollten sich Angehörige unbedingt ausreichend informieren, sonst können sie sich in dem unübersichtlichen Versorgungsgeflecht nicht zurechtfinden. Oft müssen sie sich stark dafür einsetzen, ja, sogar dafür kämpfen, dass das betroffene Kind ausreichend und zeitlich lückenlos versorgt wird. Außerdem sollten sie schauen, dass sie selbst Unterstützung z. B. in einer Selbsthilfegruppe finden, damit ihre eigene Belastung verringert und die Lebensqualität der Familie erhöht werden kann.

Wenn ein Kind drogenabhängig ist und noch eine andere psychische Krankheit hat, lässt es sich nicht vermeiden, dass sich der natürliche Entwicklungsprozess umkehrt: Statt sich weniger der Familie und mehr den Gleichaltrigen zuzuwenden, sind betroffene Jugendliche immer stärker auf die Unterstützung der Familie angewiesen. Ein doppelt Betroffener konnte sich in der prägenden Entwicklungsphase womöglich keine sozialen Kompetenzen aneignen oder im Bereich Freizeitgestaltung oder Ausbildung jene Fertigkeiten entwickeln oder Ziele erreichen, wie es Gleichaltrigen möglich war. Solche Defizite können zwar wieder ganz aufgeholt werden, aber dazu brauchen die doppelt Betroffenen viel Unterstützung – sowohl von der Familie und ihrem sozialen Umfeld als auch vom professionellen Hilfesystem.

Die folgenden Hinweise bieten Eltern und Angehörigen Orientierung, wie sie ihr doppelt betroffenes Kind auf seinem Genesungsweg begleiten können. Die meisten Hinweise betreffen Jugendliche, die an psychotischen Symptomen leiden und/oder an einer Psychose bzw. einer Schizophrenie erkrankt sind und zusätzlich schädlichen Cannabiskonsum betreiben oder abhängig sind. Gerade bei dieser psychischen Störung ist die Begleitung durch die Angehörigen sehr wichtig. Dies ist aber nicht leicht, die Familie muss z. B. lernen, die vielfältigen Symptome zu verstehen und mit ihnen richtig umzugehen. Im Unterschied dazu fällt es den Angehörigen z. B. bei affektiven, Angst- oder Zwangsstörungen wesentlich leichter zu verstehen, was im Betroffenen vorgeht, handelt es sich doch um Empfindungen, die zwar in ihrem Ausmaß pathologisch, aber jedem gesunden Menschen vertraut sind: Jeder Mensch weiß, wie sich ein starkes Angstgefühl, tiefe Traurigkeit oder Hoffnungslosigkeit anfühlt. Doch kaum jemand kann sich vorstellen, wie sich ein psychotischer Mensch fühlt, wenn er z. B. an Verfolgungswahn leidet. Viele der folgenden Hinweise sind jedoch auch für doppelt Betroffene geeignet, die parallel zu der Abhängigkeit depressiv und/oder suizidgefährdet sind oder an einer Angststörung leiden. Darauf wird an der entsprechenden Stelle hingewiesen.

Wenn die Klinikeinweisung nicht freiwillig ist

Wie schon im zweiten Teil des Buches beschrieben, werden z. B. psychotische Patienten in den meisten Fällen stationär behandelt. Leider sind viele Cannabiskonsumenten, vor allem wenn sie auch psychotisch oder depressiv und/oder suizidgefährdert sind, uneinsichtig, und so ist eine Klinikeinweisung ohne die Einwilligung des Betroffenen oft unumgänglich (vgl. S. 83).

Eine solche Situation kann sowohl für das betroffene Kind als auch für seine Angehörigen sehr belastend sein, besonders, weil bei diesem Vorgehen die Polizei eingeschaltet werden muss.

Eine unfreiwillige Einlieferung kann für den Betroffenen ein traumatisches Erlebnis sein. Leidet er z. B. unter Verfolgungswahn, wird er sich womöglich in seinem Glauben bestärkt sehen, dass die ganze Welt ihm feindselig gegenübersteht und dass er gerade deshalb von der Polizei abgeholt wird.

Es ist dann auch kein Wunder, wenn sich der Betroffene gegen die Maßnahme vehement zur Wehr setzt und womöglich noch aggressiver wird, muss er doch aus seiner Sicht das Schlimmste befürchten. Darum ist es wichtig, dass sich alle Beteiligten möglichst ruhig und einfühlsam verhalten und versuchen, behutsam auf den Betroffenen einzuwirken, um ihn doch zu einer freiwilligen stationären Behandlung zu bewegen.

Die Angehörigen erleben die Situation meist mit gemischten Gefühlen, teils mit Erleichterung und teils mit größtem Bedauern und machen sich auch große Vorwürfe. Auf keinen Fall sollte die Begebenheit einfach wortlos übergangen werden. Es ist wichtig, dass Angehörige mit ihrem Kind bei der nächsten Gelegenheit darüber sprechen, damit beide Seiten die Gelegenheit haben, die Situation zu verarbeiten. So kann die Tochter / der Sohn über ihre/seine Gefühle sprechen und beschreiben, wie sie/er sich in der Situation gefühlt hat. Die Angehörigen können dann auch ihren Standpunkt erläutern und die Gründe für die Entscheidung erklären. Außerdem können Eltern dann dem Betroffenen sagen, wie sehr ihnen das Ganze Leid tut.

Die Versorgungslücke überbrücken

Nach der Entlassung aus der stationären Behandlung dürfen doppelt betroffene Jugendliche auf keinen Fall – womöglich sich selbst überlassen – in einen ungeregelten Tagesablauf zurückfallen, denn Lustlosigkeit, Trägheit und sozialer Rückzug gehören gerade zu den Symptomen der Krankheit. Eine erfolgreiche soziale und schulische/berufliche Reintegration kann nur mit Hilfe einer kompetenten Begleitung erreicht werden, die den Betroffenen immer wieder motiviert und auch animiert, Regelmäßigkeit und Struktur in sein Leben zu bringen.

Da junge psychotische Patienten oft recht schnell entlassen werden, können Versorgungslücken entstehen, die überbrückt werden müssen. In diesem Abschnitt wird beschrieben, worauf geachtet werden sollte, wenn doppelt betroffene psychotische Jugendliche, die noch nicht stabil genug sind, um ihr Leben selbst in die Hand zu nehmen, zu Hause betreut werden müssen.

Wie können Eltern ihr betroffenes Kind zu Hause begleiten?

Wenn der Betroffene ausdrücklich den Wunsch äußert, dass er nicht stationär, sondern ambulant behandelt werden möchte, sollte dieser Wunsch nach Möglichkeit respektiert werden. Eine Behandlung zu Hause vermittelt nämlich die Botschaft, dass die psychische Störung als nicht so gravierend eingeschätzt wird, was für den Betroffenen sehr entlastend ist. Wenn die Eltern und andere Bezugspersonen zu dem Betroffenen stehen und offen und ehrlich mit der Situation umgehen, baut dies Schuld- und Stigmatisierungsgefühle ab.

Selbstverständlich muss der behandelnde Arzt/Therapeut mit der Behandlung zu Hause einverstanden sein. Die Familie soll mit ihm eng zusammenarbeiten und vor allem mit ihm in guter Kommunikation stehen, damit eine angemessene professionelle Unterstützung gewährleistet ist. Es ist wichtig, dass zwischen dem Therapeuten, dem Betroffenen und den Angehörigen eine vertrauensvolle Beziehung aufgebaut wird, in der sich alle wohl fühlen.

Der Betroffene sollte durch passende Therapien wie z. B. eine Verhaltens- und Beschäftigungstherapie unterstützt werden oder ggf. in eine Tagesklinik gehen. Es ist eine unrealistische Erwartung, dass eine nachhaltige Besserung ohne ausreichende therapeutische Begleitung erreicht werden könnte, und von einem solchen Vorhaben ist unbedingt abzuraten.

Ein guter Arzt/ein guter Therapeut sollte

- dem Betroffenen mit Verständnis und Empathie begegnen,
- seine persönlichen Bedürfnisse ernst nehmen und berücksichtigen,
- den Betroffenen über jeden Schritt der Behandlung informieren und ihn,
- soweit sinnvoll und möglich, mit einbeziehen,
- die Medikamentenbehandlung nach der Befindlichkeit des Betroffenen flexibel gestalten und sich nach dem Feedback des Patienten richten,
- dem Betroffenen möglichst viel Eigenverantwortung und auch Spielraum überlassen, z. B. bezüglich möglicher Absprachen über Eigenmanagement in der Dosierung des Medikaments, je nach der Befindlichkeit des Patienten,

- den Angehörigen mit Verständnis begegnen, und solange es noch sinnvoll und notwendig ist, mit einbeziehen.

Kein Patient/Klient sollte sich damit abfinden, dass der Arzt/Therapeut ihm nicht genügend zuhört oder das Gefühl gibt, dass er auf seine Probleme nicht eingeht und diese nicht ernst nimmt. Ein guter Psychiater wird seinem Patienten z. B. niemals ein Rezept in die Hand drücken, ohne dass er ein persönliches Vertrauensverhältnis zu ihm aufgebaut hat. Sollte der Betroffene nicht das Gefühl bekommen, dass er sich mit all seinen Problemen jederzeit an seinen Arzt/Therapeuten wenden kann, sollte er dies nicht hinnehmen, sondern sich einen neuen Arzt/Therapeuten aussuchen.

Welche Voraussetzungen und Maßnahmen sind notwendig für eine ambulante Betreuung?

Zunächst ist es wichtig, dass die Familienmitglieder ihre Situation realistisch einschätzen. Die ganze Familie sollte einverstanden und bereit sein, sich nach den Bedürfnissen des Betroffenen zu richten. Auch praktische Überlegungen wie z.B. die Arbeitszeit der Eltern, das Alter der Geschwister und die Wohnverhältnisse sollten bedacht werden. Außerdem ist es wichtig, die zur Verfügung stehende professionelle und psychosoziale Unterstützung sowie mögliche finanzielle Hilfen bei den Überlegungen zu berücksichtigen.[99] Allerdings sollte der Betroffene so weit wie möglich in die Entscheidungsprozesse mit einbezogen werden, und seine Wünsche sollten respektiert und berücksichtigt werden. Niemals darf der Betroffene das Gefühl bekommen, dass er bevormundet wird.

Im Folgenden werden die Bedingungen zusammengefasst, die auf jeden Fall erfüllt werden sollten.

Alle Familienmitglieder müssen einverstanden sein und sollten informiert sein

Alle Familienmitglieder müssen mit der Betreuung einverstanden sein, damit das Familienleben möglichst reibungslos weitergeht und alle mit der Situation gut leben können.

Es ist besonders wichtig, dass die Geschwister einverstanden sind, dass ihr Bruder/ihre Schwester zu Hause bleibt. Es hängt vom Alter der Geschwister ab, ob sie lernen können, die Abhängigkeit und/oder die andere psychische Störung zu verstehen und damit richtig umzugehen. Die Situation darf sie auf keinen Fall überfordern.

Angehörige sollten sich mit den Störungen und deren Behandlung auseinandersetzen und sich über Krankheitsbild, Psychotherapie und Medikamentenbehandlung informieren. So lernen sie das Verhalten des Betroffenen verstehen und können ihm helfen, den Behandlungsplan zu akzeptieren und zu befolgen.

Angehörige sollten sich mit den ersten Warnzeichen einer drohenden psychotischen Episode oder eines Drogenrückfalls auskennen, damit sie richtig handeln können.

Welche praktischen Arrangements sollten getroffen werden?

- Das betroffene Kind braucht eine Art Ruhe- und Schutzzone, wo es sich wohl fühlt und wohin es sich jeder Zeit zurückziehen kann.
- Das Zimmer sollte hell, freundlich und gemütlich, aber reizarm dekoriert sein. Mystische, dunkle oder grelle Poster, psychedelische Symbole o. Ä. sollten entfernt werden.
- Verhält sich der Betroffene gereizt oder aggressiv, sollte er sich in sein Zimmer zurückziehen können, damit die Familie nicht zu sehr belastet wird. Die anderen Räume sollten etwa zu einer »stillen« oder »wutfreien Zone« erklärt werden, am besten von der vertrautesten Bezugsperson des Betroffenen.
- In seinem Zimmer sollte der Betroffene jedoch besondere Freiheiten haben, z. B. wenn es ihm schlecht geht und er sich abreagieren muss. Es gibt jedoch die Vereinbarung, dass dieses Verhalten in anderen Räumen nicht erlaubt ist.

Was ist mit den Nachbarn?

Die Situation sollte den Nachbarn offen und ehrlich dargestellt werden. Sie sollten direkt angesprochen und über die Krankheit und die damit evtl. zusammenhängenden Auffälligkeiten aufgeklärt werden. Nur so können sie dafür Verständnis aufbringen, wenn es

z. B. manchmal etwas turbulenter oder laut zugehen sollte. Durch einen ehrlichen, offenen Umgang wird man in den meisten Fällen mehr erreichen als durch Heimlichtuerei. Solange die Nachbarn von der Krankheit nichts wissen, kann man von ihnen auch nicht erwarten, etwa für auffälliges oder lautstarkes Verhalten des Betroffenen Verständnis zu haben.

Welche Voraussetzungen sollte der Betroffene mitbringen?

Es gibt bestimmte Maßnahmen, mit denen der betroffene Sohn/ die betroffene Tochter einverstanden sein muss, um zu demonstrieren, dass er sich für seine/ihre Genesung einsetzen und Eigenverantwortung übernehmen will. Dieses ist bei jeder doppelten Betroffenheit wichtig, auch z. B. bei Sucht und Depression oder Sucht und Angststörung.

Der Betroffene muss bereit sein,

- sich von seinen Bongs und anderen Kifferutensilien zu trennen,
- keine gewalttätige oder »schwarze« Musik wie z. B. Gothic, Dark Metal oder Gewalt-Rap zu hören. Stattdessen kann man ihm Entspannungsmusik zur Verfügung stellen,
- gewalttätige Computerspiele, Gewalt/Horrorvideos oder DVDs abzugeben. Stattdessen sollte er geeignete Computersoftware bekommen, mit der er den Aufbau von Aufmerksamkeit, Merkfähigkeit, Reaktionsschnelligkeit und Gedächtnis trainieren kann,
- keine schwarze oder okkulte Literatur, Gewaltcartoons oder Horrorstories zu lesen. Stattdessen sollte er leichte und unterhaltsame Bücher lesen.

Eine unabdingbare Voraussetzung ist, dass das betroffene Kind

- einsichtig ist und clean bleibt, weil die ganze Mühe sonst umsonst wäre und die Situation zu Hause zu sehr belasten würde,
- den guten Willen hat, sich mit seiner ganzen Kraft für seine Genesung einzusetzen, sich zu regenerieren und zu entwickeln,
- bereit ist, nicht nur den behandelnden Arzt/Therapeuten, sondern z. B. eine Tagesklinik regelmäßig zu besuchen, eine Einzel- oder Gruppentherapie und/oder eine Drogentherapie zu machen, und zwar so lange, wie dies vom behandelnden Arzt/Therapeuten empfohlen wird.

Sollte der Betroffene z. B. nicht damit einverstanden sein, sich von seinen Bongs oder Cannabispflanzen zu trennen, oder sich immer noch mit seiner früheren Clique treffen wollen, so ist er nicht bereit, für seine Genesung Verantwortung zu übernehmen. Es wäre eine unzumutbare Zusatzbelastung für die Familie, sich z. B. über die Psychose/Depression hinaus auch noch mit dem Drogenkonsum und den Störfaktoren, zu denen es bei einem Abhängigen häufig kommt, wie z. B. nächtliche Abwesenheit, auseinander setzen zu müssen. In einem solchen Fall sollte der Betroffene möglichst stationär behandelt werden.

Selbst wenn die Familie keine anderen großen Probleme oder Belastungen hat, ist es empfehlenswert, eine Familientherapie zu machen und/oder sich einer Angehörigengruppe anzuschließen, um Entlastung zu erfahren und schwierige Gefühle wie z. B. Depression, Angst und Trauer zu bearbeiten.

Rücksichtnahme und Unterstützung durch Angehörige[100]

> Begleiter sind vergleichbar mit Lotsen, welche
> die Kranken durch schwierige kritische Phasen
> in ruhigeres Gewässer bringen.
>
> *Hans-Peter Steden*[101]

Besonders in den ersten Monaten braucht ein psychotisches Kind viel Ruhe, Geborgenheit und besondere Rücksichtnahme durch die Familie. Auch in diesem Zusammenhang ist es wichtig, dass die Angehörigen verstehen, dass Verhaltensweisen, die als irritierend und belastend empfunden werden, nicht aus böser Absicht erfolgen. Das betroffene Kind ist z. B. nicht »faul«, wenn es bestimmte Dinge nicht erledigt oder dies nur langsam tut. Es ist nicht »böse«, wenn es sich – durch die Symptome gequält – gereizt verhält oder sich zurückzieht und mit niemandem kommuniziert. Meistens nimmt der Betroffene diese Defizite auch selbst wahr; weil er sie aber nicht erklären und auch nicht beeinflussen kann, belasten ihn Vorwürfe sehr und können sogar zu depressiven Gefühlen führen.

Statt Kritik und Nörgelei braucht der Betroffene viel positive Unterstützung, Geduld und einfühlsame Aufmunterung, damit er es schafft, sich Schritt für Schritt von der Erkrankung zu erholen.

Selbst wenn die Besserung nur langsam vorangeht, sollten Eltern es nicht versäumen, ihr Kind für den kleinsten Fortschritt zu loben.

Der Betroffene braucht zunächst viel Ruhe

Wegen der Überempfindlichkeit braucht das betroffene Kind eine reizarme Umgebung. Turbulente und laute Auseinandersetzungen sollten vermieden, laute Musik, laute Fernseh- oder Radiosendungen leiser gestellt oder ausgeschaltet werden.

Der Betroffene hat anfangs wahrscheinlich Schwierigkeiten, wenn Freunde, Bekannte oder Verwandte zu Besuch kommen, besonders, wenn es gleich mehrere Personen auf einmal sind. Es gibt vielleicht einige Menschen, mit denen er keine Probleme hat. All das sollte respektiert werden. Er wird manchmal längere Zeit dauern, bis er wieder unbeschwert mit anderen Menschen zusammen sein kann.

Der Betroffene geht anfangs eventuell nicht gern unter Menschen und vermeidet große Menschenansammlungen. Verkehrslärm und das Gewühl auf den Straßen verursachen ihm Stress, und er geht meist nicht gern aus dem Haus.

Viele Psychosekranke sind extrem geräuschempfindlich, und auch andere Sinneseindrücke werden von ihnen als schrill, grell und durchdringend wahrgenommen. In der Stadt können z. B. die vielen Menschen, die Hektik und die Geräuschkulisse eine starke Reizüberflutung verursachen und Stress hervorrufen. Eine solche Situation kann für das betroffene Kind qualvoll werden. Die Rückkehr in die geschäftige Welt wird nur mit viel Geduld und in kleinen Schritten gelingen.

Wie Eltern auf die Symptome reagieren sollten

Es ist ein gutes Zeichen, wenn das betroffene Kind bereit ist, über die Symptome zu sprechen, und es ist dann wichtig, ihm zuzuhören. Es tut ihm gut, wenn er/sie das Gefühl hat, verstanden und angenommen zu werden. Der Betroffene braucht einen Halt, und zwar einen, der nicht durch »Überzeugungsarbeit« oder lange Diskussionen entsteht, sondern durch kurze, verständnisvolle und wertungsfreie Aussagen, die zur Orientierung beitragen und den Bezug zur Realität wieder herstellen. Die Symptome können ihm ja nicht »ausgeredet« werden, und das sollte erst gar nicht versucht werden. Es ist aber sinnvoll zu beschreiben, welche Wahrnehmung seine gesunden Angehörigen haben. Je nach dem, welche Symptome auftreten, braucht der Betroffene manchmal auch viel emotionale Unterstützung, Zuspruch und Trost.[102]

Besondere Unterstützung durch eine vertraute Bezugsperson

Manchmal hat einer der Angehörigen einen besseren Zugang zum Betroffenen als andere, z. B. ein Elternteil, die Schwester, der Bruder, ein Verwandter oder eine andere nahe stehende Bezugsperson. Dieser Person kann es gelingen, eine Brücke zu schlagen zwischen der Welt des Kranken und der Welt der gesunden Angehörigen, um dann quasi als Vermittler oder »Dolmetscher« zwischen den beiden Welten zu fungieren. Eine kontinuierliche Beziehung zu einer Vertrauensperson, die auf einer positiven emotionalen Basis beruht, ist bei der Begleitung von großer Bedeutung.[103]

Was tun, wenn sich das betroffene Kind erregt verhält?

Sollte das betroffene Kind sich übermäßig aufregen oder aggressiv verhalten, sollten Sie möglichst gelassen bleiben und gleichzeitig konsequent reagieren: Mit einem ruhigen, liebevollen, aber konsequenten Ton kann es auch einem Laien gelingen, einen erregten psychisch Kranken zu beruhigen. Sprechen Sie in kurzen und einfachen Sätzen: Der Betroffene leidet an Reizüberflutung; er kann sich nicht konzentrieren, kann keine komplizierten Zusammenhänge oder langen Sätze verstehen. Dennoch sollten Sie sich nicht verstellen, sondern völlig normal, aber ruhig reden und niemals laut werden.

Der Betroffene kann manchmal verletzende Worte benutzen, die er sonst nicht aussprechen würde. Nehmen Sie das nicht persönlich! Es ist nicht seine Absicht, Sie zu beleidigen. Reagieren Sie darauf neutral! Sagen Sie mit einem ruhigen Ton etwa: »Ich bin nicht ›…‹! Ich bin deine Mutter/dein Vater. Ich liebe dich. Ich werde immer für dich da sein!«

Wenn der Betroffene etwas Sinnloses sagt oder Kraftausdrücke benutzt, sollte er sanft, aber bestimmt darauf hingewiesen werden, dass dies unschön ist. Es wäre aber sinnlos, mit ihm streiten zu wollen, und dies sollte immer unbedingt vermieden werden, weil es zu nichts führt, außer den Betroffenen zu belasten.

Die geistigen Fähigkeiten oder die Intelligenz des Betroffenen sind nicht abhanden gekommen, doch die verzerrte Wahrnehmung überlagert diese Fähigkeiten. Darum registriert der Betroffene alles, prägt sich alles ein, und wenn Sie mit ihm liebevoll und verständnisvoll umgehen, wird er Ihnen später dafür dankbar sein.

Wie gelingt die Medikamentenbehandlung?

Viele Menschen haben Vorurteile gegen Psychopharmaka. Die ambulante Behandlung kann daran scheitern, dass das betroffene Kind sich weigert, die Medikamente einzunehmen. Dies kann lange unbemerkt bleiben: Der Betroffene tut so, als würde er das Medikament einnehmen, spuckt es in Wirklichkeit aber nachher wieder aus und wirft es weg. Sollte er sich z. B. verfolgt fühlen, ist er womöglich so misstrauisch, dass er sich nicht traut, seine Medikamente einzunehmen. Aus diesem Grund sollten der Sohn / die Tochter anfangs geschickt und unauffällig bei der Medikamenteneinnahme kontrolliert werden, und es erfordert oft Beharrlichkeit und viel Fingerspitzengefühl, zu erreichen, dass er/sie einlenkt.

Auch hier ist eine »Überzeugungsarbeit« nutzlos. Psychotische Menschen sind davon überzeugt, dass die verzerrten Wahrnehmungen real sind und ihre eingebildete Welt der Wirklichkeit entspricht. Es ist für sie kaum vorstellbar, dass ein Medikament in der Lage ist, die als real empfundenen Wahrnehmungen zu beeinflussen. Dies werden sie erst dann realisieren, wenn die psychotischen Symptome weitgehend abgeklungen sind. Das einzige Argument, dem der Betroffenen anfangs glauben kann, ist die Beteuerung, das Medikament werde die Befindlichkeit positiv beeinflussen, den Betroffenen von seinen Ängsten befreien und ihn wieder ruhig und tief schlafen lassen. Diese Argumente sollten der betroffenen Tochter / dem Sohn sanft, aber bestimmt vorgebracht werden, am besten durch die Vertrauensperson.

Der Betroffene braucht zunächst viel Unterstützung, damit

er seine Medikamente pünktlich einnimmt. Nachdem die kritische Phase überstanden ist, sollte er so schnell wie möglich selbst die Verantwortung für die Medikamenteneinnahme übernehmen.

Es ist wichtig zu wissen, dass Cannabis die Wirkung der antipsychotischen Medikamente stört und erheblich herabsetzen kann. Schon aus diesem Grund ist es unbedingt nötig, auf Cannabiskonsum zu verzichten.

Bitte beachten!

Niemand sollte sich damit abfinden, dass ihm Medikamente verabreicht werden, die er nicht verträgt. Oft müssen mehrere Präparate ausprobiert werden, bis das richtige Medikament gefunden ist. Weil einige Neuroleptika einschleichend dosiert werden müssen, kann dies eine mühselige und langwierige Prozedur zur Folge haben: Das alte Medikament muss zuerst allmählich abgesetzt werden, während parallel dazu das neue Medikament einschleichend verabreicht wird, bis das alte Medikament ganz ausgeschlichen ist und die volle Dosis des neuen Medikaments erreicht wurde.

Einige Medikamente sind recht preiswert, andere dagegen sehr teuer, und es kann eine Kostenfrage sein, welche Medikamente bevorzugt verschrieben werden. Dies sollte nicht hingenommen werden. Der Betroffene hat ein Recht darauf, dass ihm ein verträgliches Medikament verschrieben wird, auch wenn es teurer ist.

Was ist mit Nebenwirkungen?

Viele Nebenwirkungen beeinträchtigen die Lebensqualität gerade von jungen Leuten in einer gravierenden Art und Weise: Die Müdigkeit kann dazu führen, dass der Betroffene sich sozial isoliert, weil er zu den Stunden, in denen Gleichaltrige sich treffen und ausgehen, einfach nicht mehr die Augen aufhalten kann. Eine Gewichtszunahme kann gerade in der heutigen Zeit mit ihren an die äußere Erscheinung gesetzten Erwartungen eine hohe psychische Belastung bedeuten. Manche Jugendlichen ziehen sich dann aus ihrem gewohnten Sport und anderen Freizeitaktivitäten zurück oder gehen nicht mehr aus, weil sie sich z. B. nicht mehr modisch oder sportlich anziehen können. Eine veränderte körperliche Identität kann zu Unsicherheitsgefühlen und Selbstabwertung führen und sich bei der sozialen Reintegration negativ auswirken.

Die motorischen Nebenwirkungen können besonders qualvoll sein: Sollte der Betroffene beispielsweise unentwegt mit den Beinen wippen müssen oder Ticks in der Gesichtsmuskulatur entwickeln, können gerade diese Nebenwirkungen die persönliche Lebensgestaltung, z. B. Eingehen einer Partnerschaft oder die berufliche Planung, nachhaltig beeinträchtigen.

Einige Nebenwirkungen klingen allmählich ab, doch manchmal geht es nicht anders, als sich mit gewissen Nebenwirkungen abzufinden und damit leben zu lernen, sei es Müdigkeit oder eine leichte Gewichtszunahme. Im Zentrum der Überlegung steht die Frage: Was ist der Betroffene bereit in Kauf zu nehmen, um wieder gesund zu werden? Die freie Wahl eines Medikaments mit den wenigsten Nebenwirkungen sollte jedoch ein Grundrecht eines jeden Patienten sein.

Auf einen psychotischen Rückfall reagieren

Die Verhaltensveränderungen, die auf einen psychotischen Rückfall hindeuten können, wurden auf S. 57 bereits beschrieben. Betroffene registrieren solche Veränderungen auch selbst, aber sie brauchen Erfahrung, um ihre Beobachtung richtig einordnen zu können. Vielleicht wollen sie zu diesem Zeitpunkt nicht darüber reden, sondern erst, wenn die Phase vorüber ist. Und nicht immer führen solche Veränderungen zu einem psychotischen Rückfall.

Mit etwas Erfahrung erkennen Angehörige schnell die ersten Anzeichen: Außer den beschriebenen Verhaltensänderungen sieht der Betroffene oft irgendwie verändert aus, hat einen fremden Gesichtsausdruck, verhält sich gereizt oder zieht sich zurück. Er kann übermäßig müde werden oder aber unter Schlafstörungen leiden.

Beobachten Angehörige solche Frühwarnzeichen, sollten sie sich gegenüber dem betroffenen Kind sehr feinfühlig verhalten. Eine direkte, plumpe Art, Fragen zu stellen oder die eigene Angst zu zeigen, sollte vermieden werden.

Erst allmählich bekommen Angehörige genug Erfahrung, mit der Situation richtig umzugehen, ohne diese zu dramatisieren oder dem Betroffenen zu nahe zu treten, aber auch ohne zu versäumen, ihm zu helfen, wenn dies nötig ist.

Treten Frühwarnzeichen auf, ist es sehr wichtig, den Betroffenen vor Stress zu schützen. Dennoch sollte er nicht wie ein rohes Ei behandelt werden, sondern sich möglichst ablenken, damit er gar nicht erst die Gelegenheit hat, sich mit seinen veränderten Gedanken und Empfindungen übermäßig zu beschäftigen. Überforderung ist unbedingt zu vermeiden, und es sollte kein Druck ausgeübt werden: Manchmal braucht der Betroffene während einer solchen Phase besonders viel Ruhe, und wenn er sich mehr als gewöhnlich zurückzieht, sollte auch dies respektiert werden. Wie in der ersten Genesungsphase ist es auch hier eine Frage der richtigen Balance zwischen behutsamem Fördern und nicht zu starkem Fordern.

Im Laufe der Zeit lernt der Betroffene, mit solchen Phasen umzugehen, und entwickelt seine eigenen Strategien, wie er seine Befindlichkeit verbessern kann, z.B. durch Jogging, Spazierengehen, entspannende Musik. Auch Spiele spielen oder Tanzen können geeignete Methoden sein, sich abzulenken und wieder besser zu fühlen.

Oft kann eine vorübergehende, geringfügige Erhöhung der Medikamentendosis notwendig sein, um die Symptome zu unterdrücken. Dies sollte natürlich jeweils mit dem Arzt abgesprochen werden.

3. Depressive Symptome und Selbstmordgefährdung ernst nehmen

Es ist grundsätzlich eine große Belastung, mit einem doppelt betroffenen depressiven Kind umzugehen. Oft ist es auch schwierig, eine Depression zu erkennen, denn die Cannabiswirkung kann die Symptome übertünchen. Es gibt Jugendliche, die ihre Depression, ebenso wie den Drogenkonsum, vor anderen verheimlichen wollen. Sie spielen dann manchmal eine beinahe übertriebene Fröhlichkeit vor. Deshalb ist es wichtig, auf die hier beschriebenen Symptome zu achten und möglichst besonnen und verständnisvoll zu bleiben, um den Zugang zu dem betroffenen Kind zu bewahren.

Welche Warnzeichen können auf eine Selbstmordgefährdung hindeuten?

Manchmal werden die depressiven Gefühle so dramatisch, dass der Betroffene an Selbstmord denkt. Die Anzeichen sind jedoch von Fall zu Fall unterschiedlich, und in einigen Fällen waren die Angehörigen und Freunde völlig unvorbereitet und dementsprechend fassungslos, dass es zu einer solchen Tragödie kommen konnte.

Der Durchführung eines Selbstmords geht jedoch meist eine längere Zeit voraus, in der der Betroffene über sein Vorhaben nachgrübelt oder die Tat konkret plant. Nur selten kommt es zu einem Selbstmordversuch oder zu einem Selbstmord, ohne dass der Betroffene die Tat vorher in irgendeiner Form angekündigt hat, und sei es auch noch so subtil. Wiederholte Hinweise, selbst wenn sie indirekt sind wie z. B. »Ihr wärt besser dran, wenn ich tot bin!« oder »An meinem miesen Leben liegt mir nichts!«, sollten unbedingt ernst genommen werden.

Andere Alarmzeichen äußern sich darin, dass sich Jugendliche von ihren Freunden, bisherigen Freizeitaktivitäten und Hobbys völlig abwenden und die meiste Zeit allein verbringen. Manche sitzen dann nur noch in ihrem Zimmer und hören Musik, in der es um Tod bzw. Freitod geht, wie z. B. Dark Gothic, Hardcore oder Heavy Metal, oder lesen Bücher über schwarze Magie. Der dunklen Stimmung entsprechend können Jugendliche ihren Kleidungsstil ändern und z. B. nur noch Schwarz tragen. Manche beschäftigen sich mit einschlägigen Internet-Seiten, durch die sie zu anderen jungen Leuten Verbindungen knüpfen, die sie womöglich ermutigen, ihre Absicht in die Tat umzusetzen. Es gibt Webseiten, auf denen detaillierte Anweisungen zur Ausführung von Selbstmord erteilt werden.

Oft deuten folgende Anzeichen darauf hin, dass sich der Betroffene in Gedanken mit einem Suizid beschäftigt und diesen Plan tatsächlich auch umsetzen könnte:

Ein Jugendlicher, der selbstmordgefährdet ist,

- empfindet ein anhaltendes Gefühl der Hoffnungslosigkeit, Traurigkeit oder Leere,
- verhält sich gereizt und ist niedergeschlagen,
- ist übermäßig pessimistisch, rechnet in jeder Situation mit dem Schlimmsten,

- hat wenig Selbstbewusstsein,
- spricht abfällig über sich selbst: »Ich habe nicht verdient zu leben!« oder: »Ich falle euch ja nur zur Last!«,
- spricht abfällig über andere Menschen oder die Welt im Allgemeinen: »Die Welt und die Menschen sind zu schlecht. Es hat keinen Wert, in einer solchen Welt zu bleiben!«,
- verhält sich erregt und unkontrolliert, äußert ohne sichtbaren Grund maßlose Wut, gerät in Rage,
- befindet sich in einer Sackgasse, fühlt sich gefangen, bedrängt oder bedroht,
- gibt seine bisherigen Interessen und Hobbys auf,
- zieht sich von seiner Familie und seinen Freunden zurück, kapselt sich ein und ist isoliert,
- hat Angst, macht sich übermäßig Sorgen,
- leidet unter starker Müdigkeit und Energieverlust,
- leidet an Antriebsschwäche und Langeweile,
- kann nicht schlafen oder schläft übermäßig viel,
- hat dramatische Stimmungsschwankungen oder emotionale Ausbrüche,
- weint ungewöhnlich oft oder lange,
- sieht keinen Sinn im Leben, hat keine Lebensziele,
- verliert die Lebensfreude,
- spricht über Tod oder Sterben,
- beschäftigt sich übermäßig mit Tod oder Sterben,
- beschäftigt sich mit Waffen und versucht, sich diese zu beschaffen,
- droht indirekt eine Selbsttötung an, z. B. mit Sätzen wie: »Bald werdet ihr keine Probleme mehr mit mir haben!«,
- spricht konkrete Drohungen aus, sich zu töten,
- führt einen Selbstmordversuch durch.

Diese Anzeichen können besonders dann alarmierend sein, wenn mehrere von ihnen gleichzeitig und über einen längeren Zeitraum hinweg auftreten. Weil Gefühle von Unsicherheit oder gar Versagen in die heutige Zeit nicht zu passen scheinen und selbst von jungen Menschen erwartet wird, dass sie immer »gut drauf«, »cool« und locker sind, kommt es natürlich häufig vor, dass Jugendliche versuchen, all ihre negativen Gefühle für sich zu behalten und sie so lange wie möglich zu verheimlichen. Dann kann Cannabis auf Grund der auflockernden und entspannenden Wirkung als geeignetes Mittel missbraucht werden, die dunkle Stimmung zu übertünchen und Normalität vorzutäuschen.

Es ist wichtig, dass Angehörige und nahe stehende Bezugspersonen solche Alarmzeichen genau beobachten und sie sehr ernst nehmen, besonders wenn sie mit konkreten Aussagen verbunden sind.

Wie sollten Angehörige mit einem selbstmordgefährdeten Kind umgehen?

Es kann sehr belastend sein, mit einem depressiven Kind zusammenzuleben – auch dann, wenn es seine Depression und mögliche Selbstmordgedanken zu verheimlichen sucht. Eltern haben meist ja doch ein unbestimmtes Gefühl, dass irgendetwas grundsätzlich nicht stimmt. Wenn das irrationale und unbeherrschte Verhalten eines Abhängigen zum depressiven Verhalten noch hinzukommt, kann dies zu großen Problemen führen, die ohne professionelle Hilfe gar nicht zu bewältigen sind. Dies ist besonders dann der Fall, wenn eine solche Phase über eine längere Periode hinweg andauert.

Es ist wichtig, dass Eltern die Geduld nicht verlieren, sondern die Kraft bewahren, ihr Kind liebevoll zu begleiten. Dem betroffenen Kind sollte – trotz der Belastung der Familie – stets das Gefühl gegeben werden, dass es bedingungslos geliebt wird und dass es liebenswert ist, auch wenn die Familie im Moment keinen Zugang zu seinen positiven Eigenschaften hat.

Die Unterstützung der nahe stehenden Bezugspersonen ist enorm wichtig, damit der Betroffene das Gefühl bekommt, dass seine Familie und seine Freunde ihn nicht fallen lassen, sondern sich nach wie vor um ihn kümmern und zu ihm stehen. Die Angehörigen sollten dem Betroffenen mit Verständnis zuhören, ohne seine Hinweise auf einen geplanten Selbstmord zu bewerten und ohne ihn zu belehren. Selbst wenn die Gründe, die er anführt, den Angehörigen bedeutungslos erscheinen mögen, sollten sie nicht bagatellisiert, sondern ernst genommen werden. Gerade in einer solchen Situation sind die Betroffenen besonders sensibel, und obwohl es nicht so aussehen mag, registrieren sie ganz genau, wer sich für sie einsetzt und wer nicht. Dieser psychische Beistand kann maßgeblich zu einer Rettung aus der gefährlichen Lage beitragen.

In einem Gefährdungsfall sollte darauf geachtet werden, dass gefährliche Gegenstände wie z. B. Jagdgewehre oder andere Waffen unzugänglich sind. Medikamente und giftige Substanzen sollten verschlossen aufbewahrt sein.

Angehörige und Freunde müssen alles Menschenmögliche unternehmen, um dem Betroffenen zu helfen. Dazu sollten sie bei einem entsprechenden Notruf oder einer Beratungsstelle Rat holen, damit sie Hinweise bekommen, wie sie an den Betroffenen herankommen können. Im Internet gibt es Webseiten, die sich an gefährdete Jugendliche und ihre Familien richten (s. den Adressenteil).

In akuter Gefährdung ist eine sofortige Klinikeinweisung dringend notwendig, selbst wenn der Betroffene damit nicht einverstanden ist.

4. Umgang mit einem Drogenrückfall

Einige Betroffene, die zwar regelmäßig Cannabis konsumieren, aber noch nicht abhängig sind, können z. B. durch das Erleiden psychotischer Symptome einen derartigen Schock bekommen, dass sie ohne große Probleme den Konsum aufgeben und clean bleiben. Dies trifft aber nicht in jedem Fall zu, und es gibt auch betroffene Jugendliche, die ihre psychotischen Symptome mit Cannabis »behandeln«, weil sie das Gefühl haben, dass es ihnen dadurch besser geht. Dies kann auch dann der Fall sein, wenn eine andere psychische Störung wie z. B. eine Depression vorliegt.

In einigen Fällen geht der Betroffene wegen der psychotischen Symptome nicht aus dem Haus, weil er z. B. Angst hat, und kann so gar nicht an Drogen herankommen. Dies kann natürlich auch bei schweren Angststörungen vorkommen. Allerdings ist es möglich, dass sich dies durch die Genesungsfortschritte ändert, und die Angehörigen sollten auf einen möglichen Drogenrückfall vorbereitet sein. In diesem Fall muss der behandelnde Arzt/Therapeut oder eine Drogenberatung sofort kontaktiert werden.

Im Rahmen des Behandlungsplanes z. B. einer Psychose werden die Konsequenzen eines Drogenrückfalls, wie schon erwähnt, in

Vereinbarung mit dem Betroffenen festgelegt, und der Arzt/Therapeut sollte entscheiden, wie Angehörige mit dem Rückfall am besten umgehen. Falls eine therapeutische Intervention zu keiner Einsicht und keiner Verhaltensveränderung bei dem Betroffenen führt, sondern der Rückfall sich wiederholt und es wieder zu regelmäßigem Drogenkonsum kommt, sollte der Arzt/Therapeut in diesem Fall das Behandlungskonzept überdenken und entsprechend ändern.

In jedem Fall sollte der Rückfall ernst genommen werden, auch deshalb, weil jeder Cannabiskonsum, auch der gelegentliche, die Parallelstörung verschlechtert. Es ist dringend notwendig, dass der Drogenrückfall therapeutisch bearbeitet wird.

5. Es geht Schritt für Schritt voran

> Selbst eine Reise von tausend Meilen
> beginnt mit dem ersten Schritt.
>
> *Laotse*

Aufbau der Eigenverantwortung – mit viel Geduld

Der Genesungsprozess sowohl bei einer ausgeprägten Abhängigkeit als auch bei einer anderen psychischen Störung erfordert Ausdauer und viel Geduld. Bei einer Psychose z. B. kann man einen Fortschritt oft nur dadurch beobachten, dass man in Abständen von 3 bis 6 Monaten vergleicht, wie es vorher war. Es ist wichtig, dass der Betroffene Schritt für Schritt immer mehr Eigenverantwortung für sein Alltagsleben übernimmt.

Eltern sollten sich von ihrer fürsorglichen und behütenden Rolle nicht vereinnahmen lassen, sondern sich so schnell wie möglich von ihr verabschieden und dem Betroffenen allmählich immer größere Freiräume gewähren. Es ist am besten, wenn sich ihr eigenes Leben so schnell wie möglich normalisiert und sie ihren bisherigen Lebensstil so wenig wie möglich verändern.

Aufbau einer sinnvollen Tagesstruktur

Sowohl für abhängige als auch für z. B. psychotische Jugendliche ist es gleichermaßen wichtig, einem genau ausgearbeiteten Tagesprogramm zu folgen, das Schritt für Schritt mit mehr Aktivitäten gefüllt werden sollte.

Ein hilfreiches Tagesprogramm ist gut strukturiert und gibt dem Betroffenen das Gefühl, dass er nützlich ist und sich gleichzeitig Schritt für Schritt weiterentwickelt. Das Programm sollte fördern und schrittweise auch fordern, ohne zu überfordern, und eine ausgeglichene Balance zwischen Aktivität und Ruhepausen gewährleisten.

Es gibt viele häusliche Tätigkeiten, die der Betroffene, je nach seinem Zustand, übernehmen kann, z. B. jede Art von Hilfe im Haushalt einschließlich Einkaufen und Kochen oder Gartenarbeit. In Familien mit einem Haustier kann der Betroffene die Verantwortung für die Pflege oder andere Verpflichtungen, z. B. das Ausführen eines Hundes, übernehmen.

Oft ist es bequemer, etwas selbst schnell zu erledigen, als dem Betroffenen die Chance zu geben, sich zu bewähren. Auch erfordert es sehr viel Geduld hinzunehmen, dass ein junger Mensch nicht mehr so geschickt handeln kann wie vorher, sondern nur noch wie ein alter, müder Mensch, und viele Fertigkeiten sich erst mühsam wieder aneignen muss.

Doppelt Betroffene fördern, fordern – aber nicht überfordern

Viele Menschen, die eine Psychose überwunden haben, durchleben Zeiten größter Müdigkeit, was von Fachleuten das »postpsychotische Erschöpfungssyndrom« genannt wird. Auch Depressive leiden meist an großer Müdigkeit. Sollte der Betroffene in dieser Phase kein Verständnis erfahren, sondern das Gefühl bekommen, dass sein Verhalten als lästig und irritierend empfunden wird, kann dies bei ihm Gefühle von Trauer und Hoffnungslosigkeit hervorrufen und sogar in eine Depression führen oder diese vertiefen. So ist es eine schwierige Gratwanderung, den Betroffenen immer wieder zu ermuntern und zu animieren, sein Tagespensum durch neue Aktivitäten Stück für Stück aufzubauen, dies aber niemals durch Druck zu forcieren oder durch abwertende Kritik zu kommentieren, sondern bei jedem noch so kleinen Fortschritt Anerkennung und Lob auszusprechen.

Im Laufe der Zeit werden Angehörige ein ziemlich gutes Gefühl dafür bekommen, was sie von dem betroffenen Kind erwarten und fordern können, ohne es zu überfordern.

Spaß, Spiel und Sport

Der doppelt Betroffene, egal mit welcher Parallelstörung, sollte sich möglichst viel an der frischen Luft bewegen. Fachleute empfehlen z. B. tägliches Jogging, durch das auch das Gehirn besser durchblutet wird. Jogging setzt außerdem körpereigene Wohlfühlhormone, die Endorphine, frei und steigert so das Wohlbefinden. Andere empfehlenswerte Bewegungsformen sind Schwimmen, Radfahren und geschicklichkeitsfördernde leichte Sportarten wie Tischtennis oder Badminton.

Wenn die Genesung des Betroffenen weit genug fortgeschritten ist, sind Spieleabende im Familien- oder Freundeskreis sehr zu empfehlen. Gesellschaftsspiele, bei denen die Teilnehmer schauspielerisch oder pantomimisch agieren müssen, können besonders Jugendlichen, die eine Psychose, Depression oder Angststörung als Parallelstörung hatten, helfen, sich von ihren Hemmungen zu lösen und zu lernen, vor anderen Menschen wieder selbstbewusst und locker aufzutreten.

6. Den Kontakt nicht abreißen lassen!

> Wir müssen lernen, dass unsere Kinder erwachsene Menschen sind, die sich für einen bestimmten Lebensweg oder Stil entschieden haben, der mit meinem vielleicht nicht korrespondiert. Das haben wir zu akzeptieren. Aber wir können für uns entscheiden, was wir heute mittragen und aushalten können.
>
> *Sabine Dormeier*[104]

Bei einem volljährigen Kind, das seine Abhängigkeit und/oder psychische Störung nicht einsehen will, haben Angehörige nur begrenzte Einflussmöglichkeiten. Die Frage, die viele Eltern hier beschäftigt, lautet: Sollte das Kind sich selbst überlassen sein dürfen, nur weil es 18 Jahre alt ist, auch wenn seine Reife nicht dem physiologischen Alter entspricht? Soll es auf sich selbst gestellt sein, obwohl für die vollständige Genesung viel Unterstützung und Kraft nötig sind? Gilt nicht die Verantwortung einem kranken Kind gegenüber mehr als dessen eigenen Autonomiebestrebungen, vor allem wenn von vornherein klar ist, dass die Tochter / der Sohn nicht allein in der Lage sein wird, die nötige Kraft zur Genesung aufzubringen? Das Kind ist vielmehr auf Hilfe und Unterstützung angewiesen, damit sein Zustand sich nicht noch weiter verschlechtert.

Sowohl Abhängigkeit als auch eine andere psychische Störung wie z. B. eine Psychose oder eine Depression können zu einem sozialen Rückzug führen. Darum ist es auf jeden Fall wichtig, dass die Betroffenen nicht allein leben. Aus eigener Kraft werden diese Jugendlichen es kaum schaffen, ihren Verpflichtungen nachzugehen und sich aus der Isolation zu befreien. Sollten sie in einer eigenen Wohnung leben, dürfen sie auf keinen Fall auf sich selbst überlassen werden, sondern brauchen zunächst regelmäßige Betreuung, Hilfe und Unterstützung.

Sollte der Betroffene immer noch seine ehemaligen Freunde treffen, die dann vor seinen Augen einen Joint rauchen oder an einem Bong ziehen, wird es ihm fast unmöglich sein, standhaft zu bleiben. Selbst wenn es ein paar Mal gelingen sollte, macht eine solche Beziehung auf die Dauer keinen Sinn, weil es bei den Freundschaften oft nur noch um den gemeinsamen Cannabiskonsum geht.

Aus der Sicht des Betroffenen kann es aber zu viel verlangt sein, wenn er sich zusätzlich zu seinem psychischen Leiden noch von seinen Freunden trennen soll. Sieht der Betroffene die Notwendigkeit nicht ein, führt dies möglicherweise zu einem Problem, das nicht unterschätzt werden darf. Sollte der Betroffene es nicht schaffen, einen neuen Freundeskreis aufzubauen und seinen bisherigen Lebensstil grundlegend zu verändern, sondern auch weiterhin unverändert Drogen konsumieren, kann dies dazu führen, dass sich beide Störungen verschlechtern.

Nicht selten möchte der Betroffene dann z. B. in eine WG ziehen. Dies kann den Angehörigen große Sorgen bereiten, besonders, wenn das Kind in einem Umfeld lebt, mit dem die Eltern sich nicht identifizieren können. Vielleicht liegt die WG in einer Gegend, die fremd und bedrohlich wirkt, das Haus selbst sieht womöglich verwahrlost und verkommen aus – Umstände, die bei den Angehörigen große Ängste hervorrufen können.

Selbst wenn es manchmal so scheint, müssen die Mitbewohner nicht drogenabhängig sein, sondern sie können durchaus fähig und bereit sein zu helfen, wenn der Betroffene z. B. psychotisch oder depressiv wird. In einer Krise kann es unter den Mitbewohnern zu einer unerwartet großen Solidarität kommen. Aus diesem Grund könnte es hilfreich sein, wenn Angehörige den Betroffenen besuchen, um seine Mitbewohner und Freunde kennen zu lernen. Eltern können mit ihnen Gespräche führen, und im günstigsten Fall erreichen sie dadurch, dass die Freunde bereit sind, gemeinsam mit einem Psychiater und Fachberatern vor Ort einen Krisenplan auszuarbeiten. Es ist wichtig, dem Betroffenen das Gefühl zu vermitteln, dass seine Eltern immer noch für ihn da sind.

Wenn das Kind noch zu Hause lebt, kann es andererseits auch vorkommen, dass Eltern auf ihre Grenzen stoßen und an den schmerzvollen Punkt kommen, an dem sie sich die Frage stellen müssen: »Was bin ich bereit und fähig zu ertragen?« Sollte das Kind völlig uneinsichtig sein, kann das Zusammenleben für die ganze Familie so belastend sein, dass es einfach unzumutbar ist, mit dem betroffenen Kind weiter unter einem Dach zu leben, und es kommt dann zwangsläufig zu einer räumlichen Trennung.

Aber auch dann reißt der Kontakt zur Familie nur in seltenen Fällen ganz ab, und meistens sind es die Angehörigen, von denen der Betroffene die meiste Unterstützung erhält. In diesem Zusammenhang stellt sich die wichtige Frage, ob und inwieweit Eltern das Kind finanziell unterstützen sollen. Hier scheiden sich die Geister. Es macht einen Unterschied, ob das Kind nicht nur abhängig, sondern auch psychisch krank ist. Die Elternorganisationen im Drogenbereich empfehlen, dem Betroffenen kein Geld zu geben, damit er die negativen Konsequenzen zu spüren bekommt und durch diese Erfahrung seine Lage einsieht. Wenn das Kind aber noch eine zusätzliche psychische Störung hat, kann ein solches Konzept nicht ohne weiteres angewendet werden. Wenn Eltern ihrem Kind helfen und sie dabei ihr Handeln gut durchdenken, muss dies nicht bedeuten, dass sie dadurch den Drogenkonsum unterstützen. Sie können z. B. dafür sorgen, dass die Tochter / der

Sohn wenigstens mit Grundlebensmitteln und dem Notwendigsten ausreichend versorgt ist.

Es gibt keine Patentrezepte, und es wäre ratsam, dass Angehörige auch diesen Punkt mit dem behandelnden Arzt/Therapeuten oder einem Drogenberater besprechen.

Für viele Eltern ist es nicht einfach, sich damit abzufinden, dass ihr einst hoffnungsvolles Kind die Ziele nicht erreicht, die es sich selbst einmal gesetzt hat. Sowohl Fachleute als auch die Angehörigenselbsthilfe raten Eltern, auch dies erst einmal anzunehmen: Solange sie sich innerlich dagegen wehren und dagegen ankämpfen, wird es immer schwerer, die Situation zu ertragen, und umso mehr entfremden sie sich ihrem Kind, bis dieses den Druck nicht mehr aushalten kann und die Verbindung womöglich ganz abbricht. Manchmal wissen Angehörige dann nicht, wo sich ihr Kind aufhält, was für sie sehr beängstigend ist. Diese Unsicherheit ist schwer auszuhalten, manche Eltern malen sich die schlimmsten Szenarien aus und leiden dann unter Schlafstörungen, Depressionen oder Angstzuständen. In einer solchen Situation sollten sie sich dringend professionelle Hilfe holen und sich an eine Angehörigengruppe wenden.

7. Die Angehörigenselbsthilfe

> Der Mensch hat drei Wege, klug zu handeln.
> Erstens durch Nachdenken – das ist der edelste.
> Zweitens durch Nachahmen – das ist der leichteste.
> Drittens durch Erfahrung – das ist der bitterste.
>
> *Konfuzius*

In den meisten Familien wird das Familienleben durch ein Drogenproblem oder eine andere psychische Störung eines Kindes in hohem Maße beeinträchtigt. Es gibt zwar nur wenige wissenschaftliche Untersuchungen über die genaue Art der Belastung, aber es ist sowohl in Angehörigenorganisationen als auch in Fachkreisen bekannt, dass bei den Angehörigen ein akutes Stresssyndrom ausgelöst wird und Ängste und Depressionen auftreten können. Angehörige erleben auch Phasen tiefer Trauer, besonders, wenn sich zu Hause traumatische Szenen abgespielt haben oder der Kontakt zum

Kind ganz abgerissen ist. Diese Belastungen sind in den von den Angehörigenorganisationen in Auftrag gegebenen Befragungen dokumentiert.

Weit über 70% der befragten Angehörigen gaben an, dass das Familienklima durch den Drogenkonsum und/oder eine andere psychische Störung belastet wurde und das ganze Leben sich verändert hatte; bei etwa 40% hatte der Drogenkonsum außerdem zu Streit und Partnerschaftsproblemen geführt.[105]

In Bezug auf den Drogenkonsum gab fast die Hälfte der befragten Angehörigen an, dass ihre eigene Gesundheit durch die Drogenabhängigkeit des Kindes beeinträchtigt wurde. Bei den Angehörigen von Kranken mit anderen psychischen Störungen war der Anteil wesentlich höher: Über 70% der befragten Angehörigen beklagten eine mäßige bis starke gesundheitliche Beeinträchtigung.[106]

Wie ist die Angehörigenselbsthilfe entstanden?

In den sechziger und siebziger Jahren gab es in der Psychologie und Psychiatrie viele Theorien, die die Eltern für eine psychische Erkrankung oder Sucht ihres Kindes verantwortlich machten. Die Eltern fühlten sich dadurch diskriminiert, wussten sich allein aber nicht zu helfen, und so entstand bei ihnen das Bedürfnis, sich über ihre Erfahrungen auszutauschen und sich gegenseitig zu unterstützen. So wurden in verschiedenen deutschen Städten unabhängig voneinander die ersten Selbsthilfegruppen gegründet. Obwohl die Sucht in Fachkreisen auch als eine psychische Störung gilt, entwickelte sich die Angehörigenselbsthilfe in den siebziger und achtziger Jahren, als sich die einzelnen Gruppen in Bundesverbänden zusammenschlossen, getrennt nach beiden Störungen.[107]

Was ist die Angehörigenselbsthilfe?

Die Angehörigenorganisationen sind überparteilich, überkonfessionell und arbeiten auf der Grundlage des ehrenamtlichen Selbsthilfeprinzips. Der Bundesverband und die Landesverbände vertreten die sozialen und politischen Interessen der Betroffenen und der

Angehörigen auf Bundes- und Landesebene, stellen ihren Mitgliedern Informationen zur Verfügung, auch über das professionelle Hilfesystem, über die Kostenträger, die zuständigen Behörden etc. Sie sind für die Weiterbildung ihrer Mitglieder zuständig, organisieren Workshops, Seminare und Tagungen, unterhalten Kontakte zu Institutionen und Fachverbänden, die ähnliche Ziele verfolgen.

Das Ziel der Organisationen ist, das Wohlbefinden der betroffenen Angehörigen und die Lebensqualität der Familien zu erhöhen und den Angehörigen durch Hilfe zur Selbsthilfe den Rücken zu stärken.

Die Angehörigen psychisch Kranker sehen einen ihrer Schwerpunkte in der Lobbytätigkeit für psychisch Kranke und deren Familien, unterhalten eine bundesweite telefonische Beratung und organisieren Aufklärungskampagnen gegen Diskriminierung und Stigmatisierung psychisch Kranker und deren Familien.

Sie setzen sich seit vielen Jahren mit großem Engagement dafür ein, eine Gleichstellung psychischer Erkrankungen mit den physischen Erkrankungen zu erreichen und lehnen alle Behandlungsmethoden ab, in denen Eltern für die Erkrankung verantwortlich gemacht werden. Es ist ihr Anliegen zu erreichen, dass die Sorgen und Nöte der Angehörigen vom professionellen Hilfesystem ernst genommen werden und Angehörige als gleichberechtigte Partner in das Behandlungskonzept mit einbezogen werden.

Im Drogenbereich verfolgen die Angehörigenorganisationen ähnliche Ziele. Sie wollen ihre Kinder dabei unterstützen, nachhaltig abstinent zu werden. Sie sind gegen eine Unterscheidung zwischen harten und weichen Drogen und gegen die Verharmlosung von Cannabis.

Die Angehörigengruppen

Es gibt reine Selbsthilfegruppen oder Angehörigengruppen, die einer Fachberatung oder einer Klinik angeschlossen sind. Die letztgenannten werden von Fachleuten geleitet; bei den Mitgliedern handelt es sich meistens um Eltern, deren Kinder in der Einrichtung in Behandlung sind oder waren.

Die Selbsthilfegruppen, die meist aus 6–15 Mitgliedern bestehen, sind für jeden Angehörigen/jede nahe Bezugsperson der

Betroffenen zugänglich. Allerdings gibt es vereinzelt auch geschlossene Gruppen, die nur selten neue Mitglieder aufnehmen. Solche Gruppen sind aber eher die Ausnahme.

In Selbsthilfegruppen können die Mitglieder, falls gewünscht anonym, in einer vertrauensvollen Atmosphäre mit Menschen, mit denen sie durch die gleiche Betroffenheit verbunden sind, ihre Erfahrungen austauschen. Die Teilnahme ist kostenlos.

Häufig – und das ist auch der Idealfall – sind die Gruppen gemischt zusammengesetzt aus Teilnehmern jeden Alters mit unterschiedlichem Erfahrungshintergrund.

Die Gruppenleiterinnen und -leiter sind sehr bemüht, moderne Techniken der Gesprächsführung zu erlernen wie z. B. aktives Zuhören und motivierende Gesprächsführung, und der Bundesverband und die Landesverbände organisieren entsprechende Fortbildungsseminare. Die Leiterinnen und Leiter verstehen sich als Moderatoren der Gruppe, halten sich inhaltlich zurück, begleiten die Gruppe neutral, d. h. ohne eine eigene Bewertung zu den angesprochenen Themen abzugeben. Sie vertreten keine bestimmte Position, bieten keine fertigen Lösungen, machen keine Vorgaben – es sei denn, dies wird ausdrücklich gewünscht. Das Ziel ist vielmehr, die Teilnehmerinnen und Teilnehmer anzuregen, ihre eigenen Lösungen auszuarbeiten. Die Hauptaufgabe der Moderation ist die positive Stärkung der Gruppenmitglieder.

Wie findet man eine Angehörigengruppe?

Der Erstkontakt erfolgt normalerweise telefonisch durch die Empfehlung

- einer Drogenberatung oder einer psychiatrischen Klinik,
- betroffener Eltern,
- einer Zeitungsanzeige,
- einer Kontaktstelle für Selbsthilfegruppen.

Nach dem telefonischen Erstkontakt erfolgt oft ein persönliches Vorgespräch, das helfen kann, die Hemmschwelle der potenziellen Teilnehmerin oder des Teilnehmers abzubauen.

Die Treffen einer Angehörigengruppe finden meistens einmal die Woche, alle zwei Wochen oder auch einmal im Monat statt.

Welche Hilfe und Unterstützung erfahren betroffene Eltern in der Angehörigenselbsthilfe?

> So bewirkt die Wahrhaftigkeit in schwierigen Verhältnissen, das man innerlich im Herzen die Lage durchdringt. Und wenn man einer Situation erst innerlich Herr geworden ist, so wird es von selbst gelingen, dass äußere Handlungen von Erfolg begleitet sind.
>
> *I-Ging, Das Buch der Wandlungen*

Je nachdem, welche Störung als erste wahrgenommen wird, wenden sich Angehörige entweder an eine Angehörigengruppe psychisch Kranker oder Drogenabhängiger.

In beiden Organisationen geht es um die Stärkung der Angehörigen bei der Bewältigung von Belastungen, die zum Teil gesellschaftlichen Ursprungs sind, die aber auch z. B. in Zusammenhang mit körperlichen Behinderungen auftreten können. Es geht vor allem um Vorurteile und Diskriminierungen, die bei fast allen psychischen Störungen einschließlich der Suchterkrankungen Angehörigen heute noch entgegengebracht werden und die als sehr belastend empfunden werden.

Angehörige empfinden oft tiefe Schuldgefühle und machen sich schwere Vorwürfe: Laut der Befragung von Angehörigen Drogenabhängiger gaben 58% der Befragten an, dass sie unter Schuldgefühlen leiden; 46–48% litten unter Scham- und Angstgefühlen und einem angegriffenen Selbstwertgefühl.[108]

Die Angehörigen Drogenabhängiger und von Menschen mit anderen psychischen Erkrankungen haben oft ein großes Bedürfnis, über ihre Probleme zu reden, besonders, wenn sie diese lange Zeit verdrängt oder verschwiegen haben. Im Laufe der Zeit stellen jedoch selbst diejenigen, die mit ihren Freunden und Verwandten offen über das Thema geredet haben, resigniert fest, dass sie nur selten Verständnis erfahren haben, das sie so dringend gebraucht hätten.

Viele Angehörige fühlen sich mit ihrem Problem allein gelassen und erleben daher oft bereits die erste Sitzung in einer Selbsthilfegruppe als äußerst wohltuend, können sie doch jetzt endlich über ihre Probleme reden und sich – womöglich das erste Mal – dabei verstanden und angenommen fühlen.

Die meisten Angehörigen haben aber auch ein großes Bedürfnis, konkretes Wissen und Ratschläge vermittelt zu bekommen, weil es weitgehend um für sie bisher unbekannte Themen geht. Es gehört auch zu den Aufgaben der Angehörigenorganisationen, den Mitgliedern dieses Wissen zur Verfügung zu stellen.

Eine Selbsthilfegruppe bietet Angehörigen folgende Unterstützung:

Verständnis, Annahme und emotionale Unterstützung

- Angehörige können erfahren, dass sie mit dem psychischen bzw. dem Drogenproblem ihres Kindes nicht allein dastehen, sondern das Problem mit vielen anderen Eltern teilen.
- Ihnen wird Verständnis für ihre Sorgen und Ängste entgegengebracht, in einer Atmosphäre, die von Wärme und Geborgenheit geprägt ist.
- Durch das Zusammengehörigkeitsgefühl werden sie bestärkt und lernen, die jeweilige Erkrankung anzunehmen, ohne zu resignieren und die eigene Lebensfreude zu verlieren.

Aufbau der Kompetenz durch wichtige Informationen

- Angehörige können sich über Drogen, Abhängigkeit bzw. psychische Störungen informieren. So lernen sie die Symptome / den Verlauf der jeweiligen Störung zu verstehen, z. B. um eine Gefährdung erkennen und entsprechend handeln zu können.
- Sie lernen das professionelle Hilfesystem, das Versorgungsnetz, Kostenträger, Leistungsübernahme etc. kennen sowie die relevanten sozialen und gesetzlichen Richtlinien.

Stärkung des Selbstbewusstseins

- Angehörige lernen, mit der psychischen Störung/Abhängigkeit des Kindes offen, ehrlich und neutral umzugehen.
- Sie werden dabei unterstützt, eigene Schuldgefühle sowie Scham- und Angstgefühle abzubauen.
- Sie lernen, gegenseitige Schuldzuweisungen und Selbstvorwürfe aufzugeben.

Selbstreflexion durch Austausch mit anderen betroffenen Angehörigen

- Am Beispiel anderer Eltern erkennen Angehörige die eigenen (womöglich unbewussten) suchterhaltenden Verhaltensweisen und lernen, wie sie diese verändern können.
- Sie realisieren, welche gut gemeinten, aber über Gebühr beschützenden und behütenden Verhaltensweisen zu verändern sind.

Unterstützung der Kinder durch eigene Stabilisierung

- Angehörige lernen, den Genesungsprozess ihrer Kinder kompetent zu begleiten.
- Sie gewinnen Vertrauen in die Selbstheilungskräfte des betroffenen Kindes, um es dann seinem Alter, Reifegrad und seiner Genesung entsprechend in die Eigenverantwortung entlassen zu können.
- Sie werden dabei unterstützt, eine Normalität wiederherzustellen und nicht länger Geschwister, Freunde oder die eigenen Interessen zu vernachlässigen.
- Sie lernen, ihr eigenes Leben aktiv zu gestalten und positiv in die Zukunft zu sehen.

Wie erfolgreich ist die Angehörigenselbsthilfe?

Die Elternselbsthilfe schafft es durch ihre Betroffenenkompetenz erfolgreich, die Eltern in ihrer Not aufzufangen und zu stärken. Schritt für Schritt können sie ihre innere Stärke wiederfinden und ihre Gefühle von Scham, Wut und Hilflosigkeit überwinden. Selbst wenn der Genesungsprozess nur langsam voranschreitet oder es zu Rückschlägen oder Rückfällen kommt, lernen sie, nicht aufzugeben. Sie fühlen sich nicht länger für die Erkrankung verantwortlich, verlieren allmählich ihre Schuldgefühle und können Schritt für Schritt den Weg zurück zur Normalität gehen.

Durch den Erfahrungsaustausch mit anderen kann eine Angehörigengruppe dazu beitragen, dass Eltern zu neuen Einsichten kommen und positive Verhaltensveränderungen entwickeln, die ihnen helfen, die Situation selbstbewusst, kompetent und zugleich einfühlsam zu meistern, ohne sich sinnlos »aufzuopfern« oder ihr eigenes Leben vernachlässigen zu müssen. Aufgrund der Stärkung durch die Gruppe sind Angehörige selbstbewusst genug und erkennen, dass sie ihr Kind nicht »heilen« oder »retten« können, auch wenn sie sich noch so sehr von dem Problem vereinnahmen lassen. Durch das Vorbild der erfahrenen Mitglieder bekommen sie den Mut, sich nicht mehr in endlosem Bemühen um das betroffene Kind zu verlieren, sondern lernen, ihre eigenen Grenzen zu respektieren. Nur so können sie Gelassenheit gewinnen – eine wichtige Voraussetzung, um mit dem Problem kompetent umgehen zu können.

Doppelte Betroffenheit – besondere Probleme

Da es sich bei der Sucht auch um eine psychische Störung handelt (vgl. S. 39), sind Angehörige psychisch Kranker und Angehörige von Drogenabhängigen im Großen und Ganzen ähnlich betroffen. Das Ziel der Angehörigenarbeit ist zum einen die Entlastung der Eltern bzw. der Familie, zum anderen die Begleitung der Kinder mit dem Ziel, die Selbstständigkeit wiederherzustellen.

Durch eine zweite psychische Störung wie z. B. eine Psychose, die parallel zu der Sucht auftritt, entstehen andere gravierende Beeinträchtigungen, die von Nichtbetroffenen nur selten verstanden werden. Wenn die eigenen Sorgen, Erfahrungen und das persönliche Leid in einer Selbsthilfegruppe, die nur auf eine der Störungen ausgerichtet ist, aber nicht geteilt und nicht verstanden werden können, fühlen sich Angehörige dort nicht angenommen.

Das Problem ist z. B., dass die im Suchtbereich erarbeitete Kompetenz nicht immer auf eine andere psychische Störung übertragen werden kann, und umgekehrt. Viele Angehörigengruppen aus dem Suchtbereich arbeiten z. B. nach dem Konzept der Co-Abhängigkeit (vgl. S. 122ff.). Da es hierbei vor allem um die unerwünschten Verhaltensweisen der Eltern geht, fühlen sich einige Angehörige unverstanden, und manchmal wird der Ansatz von ihnen als diskriminierend empfunden.

Bei einem süchtigen Kind mit einer zweiten psychischen Störung ist es für die Eltern insofern schwierig, sich angemessen zu verhalten, als bestimmte Verhaltensweisen der Eltern im einen Bereich hilfreich sein, sich im anderen jedoch kontraproduktiv auswirken können.

Sollten doppelt betroffene Angehörige, die an einer »Drogengruppe« teilnehmen, das Gefühl bekommen, dass die Gruppenmitglieder für die parallelen Störungen kein Verständnis haben, sollten sie diese Gruppe verlassen und eine Gruppe der Angehörigen psychisch Kranker kontaktieren. Hier könnte es wiederum sein, dass niemand sich mit Drogen und Abhängigkeit auskennt und die Gruppenmitglieder für die Abhängigkeit kein Verständnis haben. Im schlimmsten Fall fühlen sich die betroffenen Angehörigen nirgends richtig verstanden, und so pendeln dann einige zwischen den beiden Selbsthilfegruppen hin und her – genauso wie die betroffenen Kinder zu Wanderern werden können zwischen der Drogenhilfe und der Psychiatrie.

In der heutigen Angehörigenarbeit stellt das Bedürfnis, sich eine Kompetenz für die doppelte Betroffenheit zu erarbeiten, eine wichtige Herausforderung dar, um den speziellen Bedürfnissen dieser wachsenden Betroffenengruppe gerecht zu werden. Dies könnte z. B. durch Gründung ganz neuer Gruppen erreicht werden, in denen diese Bedürfnisse berücksichtigt werden. Bei dieser Entwicklung ist die Zusammenarbeit zwischen den Angehörigen psychisch Kranker und den Angehörigen von Drogenabhängigen sehr hilfreich. Auf kommunaler und Landesebene gibt es bereits einen Austausch zwischen den beiden Organisationen, und auch auf Bundesebene gibt es bereits Planungen für eine künftige Zusammenarbeit.

Über Stigmatisierung

Frau H., 57, arbeitet seit etwa sieben Jahren aktiv in der Angehörigenselbsthilfe. Sie beschreibt, wie ihr eigenes Bild über psychische Störungen bzw. die Psychiatrie geprägt wurde:

»Als Kind blätterte ich manchmal in dem medizinischen Lexikon meiner Eltern. Schilderungen über schreckliche Krankheiten fesselten mich besonders. Noch heute kann ich mich an die alten Schwarzweißfotos psychisch Kranker lebhaft erinnern, besonders an die Fotos von an Schizophrenie Erkrankten: sie sahen furchtbar aus – entrückt und ohne Verstand. Für mich handelte es sich um etwas Geheimnisvolles und Grausames, etwas, das Menschen wie Du und Ich nie bekommen – eher um einen Fluch als eine richtige Krankheit.

Bis unsere Tochter krank wurde, spukte bei mir im Kopf ein Schreckensbild der Psychiatrie vergangener Zeiten herum, aus Filmen wie z. B. *Einer flog übers Kuckucksnest*, mit Szenen aus einer psychiatrischen Station: traurige, sich offensichtlich quälende Gestalten in einer bedrückenden Atmosphäre, die kreischen oder stumm herumhuschen. Ich kann mich noch lebhaft daran erinnern, wie eine der Darstellerinnen mit einem leblosen Blick ins Leere starrt und im Schaukelstuhl wie eine aufgezogene Puppe unentwegt wippt und wippt.

In den sechziger Jahren besuchte ich die Mutter meiner besten Freundin, die an Depressionen litt und später Selbstmord beging, in einem »Irrenhaus«. Dasselbe Bild: Eine kahle und klinisch sterile Atmosphäre, alles fest verriegelt, die Patientinnen und Patienten hinter dicken Türen und Gittern eingesperrt. Die »Insassen« waren eine chaotische Menge trauriger Gestalten, die weiße Kittel trugen. Weiße Gitter, weiße Wände, verwirrte Menschen, erregt oder merkwürdig regungslos. Ich hatte furchtbare Angst, sogar vor der Mutter meiner Freundin, die ich sonst sehr mochte. Danach hatte ich nie mehr etwas mit dieser düsteren Welt zu tun.

Bis meine Lieblingstante krank wurde. Sie war schon über achtzig, und ich wusste nicht, was sie hatte, nur, dass sie anfing zu spinnen. Sie rief mich fast jeden Tag an und erzählte mir, was sie so erlebte: Dass fremde Menschen hinter der Tür lauerten und mit der Axt die Tür einschlagen wollten. Dass sie überall Blut sehe. Dass sie deswegen pausenlos bei der Polizei anrufe, die sie dann in die Klinik brächte. Dass sie einen jungen Verehrer habe (sie war Witwe und sehr glücklich verheiratet gewesen), der sie überallhin begleitete und zärtlich mit ihr sprach. Ich hörte ihr zu, gab nie ein Kommentar dazu ab. Immer wieder wurde sie eingewiesen und wieder entlassen, eingewiesen, entlassen. Sie weigerte sich, Medikamente einzunehmen, was ich damals sehr gut verstand. Ich besuchte sie oft in der Klinik; es war die gleiche Klinik wie in den sechziger Jahren, aber sie war nicht wiederzuerkennen: Sie war freundlich, hell und gemütlich. An den Innenwänden, die gelb angestrichen waren, hingen Bilder, in jeder Ecke standen gepflegte, grüne Zimmerpflanzen. Die Menschen waren freundlich und nett, und die Atmosphäre strahlte Behaglichkeit aus. Ich hatte ein gutes Gefühl, hatte natürlich keine Angst mehr. Obwohl es auf der Station so schön war, wollte meine Tante aber jedes Mal sofort wieder nach Hause.

Ich hatte keine Ahnung, dass sie mit über achtzig Jahren das erste mal an einer Psychose erkrankt war. Man stelle es sich vor: Man redet mit einer nahen, geliebten Verwandten, besucht sie mehrmals in der Klinik und hat doch keine Ahnung, woran sie leidet. Für mich war sie halt nur eine verwirrte alte Frau.

Als meine eigene Tochter an einer Psychose erkrankte, war ich völlig ignorant. Obwohl es sich um eine Erkrankung handelt, die genauso oft vorkommt wie Diabetes. Jeder von uns kennt doch jemanden, der zuckerkrank ist. Aber wer von uns kennt einen psychisch Kranken? So hatte auch ich keine Ahnung. Ich habe die Spinnereien, die sie von sich gab, genauso hingenommen, wie bei meiner Tante auch – ohne darüber nachzudenken. Dass sie Drogenprobleme hatte, vor allem mit Kiffen, war mir klar. Das hatte sie eben durcheinander gebracht. Sie war etwas verwirrt, und das könnte doch nicht so schlimm sein, es musste doch vorbeigehen, wenn sie aufhört zu kiffen. Anfangs war es auch so, aber dann wurde es nur noch schlimmer, obwohl sie aufgehört hatte.

Wie konnte ich denken, dass meine geliebte, wunderbare Tante eine Krankheit hatte, die ich bisher nur aus dunklen Fotos, düsteren Filmen und aus einem kalten »Irrenhaus« der sechziger Jahre kannte? Und wie konnte unsere geliebte, hübsche, intelligente und lebendige Tochter an einer derart schrecklichen Krankheit leiden? Das waren Gedanken, die sich außerhalb des Möglichen bewegten, und auf solche abwegigen Ideen kam ich nicht.

Es war also nicht Verdrängen, sondern pure Unwissenheit. Und Vorurteile – bei einem Menschen, der sich einbildet, modern, offen und informiert zu sein. Vorurteile einer ganz gewöhnlichen Erkrankung gegenüber, von der jeder betroffen sein kann. Vorurteile – und nur, weil die Krankheit die Psyche befällt und nicht den Körper.

Unsere Tochter wurde monatelang therapiert, von Psychologen, die sich mit Drogenabhängigkeit, aber nicht mit psychotischen Symptomen auskannten. Wenn die das nicht wussten, wie sollten wir es? Im Nachhinein kann man nur spekulieren, ob der Krankheitsverlauf milder gewesen wäre, wenn die Psychose früher erkannt und früher behandelt worden wäre.

Was Drogen betrifft, war meine Einstellung nicht besser. Bevor wir selbst betroffen waren, dachte auch ich, dass irgendetwas in einer Familie nicht stimmt, wenn dort solche Probleme auftreten. Dass es uns passieren könnte, glaubte ich nie. Heute weiß ich, dass es den meisten betroffenen Eltern vorher ähnlich ging.

Von solchen Vorurteilen, die die meisten Menschen haben, waren auch wir als betroffene Angehörige nicht frei gewesen, was aber schnell wieder in Vergessenheit gerät. Darum ist es wichtig, dass wir lernen, uns unserer eigenen Vorurteile bewusst zu werden, damit wir uns von ihnen befreien können und für Nichtbetroffene Verständnis haben können, die uns nicht verstehen.

Neulich sah ich einen Krimi. Ein leeres Parkhaus war als Filmkulisse verwendet und in eine psychiatrische Klinik umgewandelt worden. Jedes Gefängnis sieht dagegen aus wie ein Luxushotel. Es war ein Horrorszenario – wie vor hundert oder zweihundert Jahren. Wen wundert es noch, wenn die Vorurteile nicht aussterben? Die Vorurteile leben weiter, in unzähligen Beispielen, die uns jeden Tag begegnen, die aber nur den Leuten auffallen, die etwas mit dem Thema zu tun haben oder betroffen sind. Besonders wenn ich an junge Menschen denke wie unsere Tochter, macht es mich jedes Mal sehr traurig.«

AUSBLICK

»Jugendliche mit noch keiner gefestigten Persönlichkeit sollten möglichst kein Cannabis konsumieren. Natürlich ist Jugendlichen allgemein von Drogen abzuraten, aber gerade Drogen mit halluzinogener Wirkung können sich sehr negativ auf die Persönlichkeitsentwicklung auswirken. Zudem können viele Jugendliche mit Drogen nicht umgehen, und so wird das Kiffen oft zu einer Art Sport. [...] Schuld an diesem eindeutigen Missbrauch ist die übertriebene Verherrlichung von Cannabis in der heutigen Zeit.« Dies sind nicht etwa Worte eines Drogenberaters, sondern auf der Webseite eines österreichischen »Head Shop« zu lesen. Hierzulande halten sich viele Fachleute und Politiker mit solchen deutlichen Aussagen zurück, weil in diesem Land Uneinigkeit herrscht in Bezug auf die Einstellung zu dieser Droge: In derselben politischen Partei sind z. B. einige Mitglieder für die Legalisierung von Cannabis, andere sind strikt dagegen. Was mit »Legalisierung« eigentlich gemeint ist, bleibt meistens im Dunkeln: Es werden keine brauchbaren Konzepte vorgelegt, in denen z. B. Aspekte des Jugendschutzes einbezogen sind. Vielmehr bekommt man den Eindruck, als sollten die Wahlstimmen Jugendlicher mit oberflächlichen Parolen geködert werden.

Dass einzelne Politiker derselben Partei in der Cannabisfrage – sogar auf Vorstandsniveau – eine völlig gegensätzliche politische Meinung vertreten dürfen, beweist, wie unwichtig das Thema Drogen in der Politik ist. Es gibt kaum ein anderes Thema, bei dem Politiker jeglicher Couleur abweichlerische politische Meinungen öffentlich kundtun können, ohne dafür von ihrer Partei abgestraft zu werden. Statt sinnvolle und kompetente Konzepte gemeinsam zu entwickeln, darf ein jeder Politiker stattdessen die eigene, private Meinung beliebig vertreten. Dies zeugt nicht nur von großer Ratlosigkeit und fehlender Kompetenz, sondern auch von einer Geringschätzung der Sache, und es wundert nicht, dass das Thema in Wahlkampagnen von den meisten Parteien ganz ausgespart wird.

Cannabis ist die von Jugendlichen bei weitem am meisten konsumierte illegale Droge, doch gerade in diesem Bereich gibt es in

Deutschland keine einheitlichen Regelungen: Vertrieb und Aufzucht der Cannabispflanzen ist verboten, Handel mit den Kifferutensilien jedoch erlaubt. Die nicht geahndete »kleine Menge für Eigenbedarf« beträgt je nach Bundesland zwischen 5 und 30 Gramm – mit 30 Gramm könnte ein Gelegenheitskonsument seinen Bedarf für ein paar Monate decken. Diese Inkonsequenz sorgt für Verwirrung, bietet Jugendlichen, Eltern oder Lehrern kaum Orientierung, sondern erschwert eine sachliche Aufklärung über diese Droge.

Angehörigenorganisationen und Drogenberatungsstellen beklagen das sinkende Lebensalter der Cannabiskonsumenten, und es ist bekannt, dass gerade minderjährige Jugendliche viel Cannabis konsumieren. Trotzdem werden gerade sie, nicht nur in Deutschland, sondern auch in vielen internationalen Cannabis-Studien übergangen, in welchen nur volljährige Konsumenten ab 18 Jahren berücksichtigt werden – ein Vorgehen, das bei anderen jugendtypischen Phänomenen eher ungewöhnlich ist.

Es ist sehr kurzschlüssig gedacht, wenn mit Themen, von denen die Zukunft der Gesellschaft abhängen kann, so chaotisch und sorglos umgegangen wird. Die meisten psychischen Störungen, einschließlich Sucht, entstehen in den auch für die berufliche Planung entscheidenden Jahren der Adoleszenz und sollten schon aus diesem Grund einen hohen gesellschaftlichen Stellenwert besitzen. Gerade hier bedarf es einer besonders sorgfältigen und verantwortungsvollen politischen Planung, geht es doch um die Wahrung und Wiederherstellung der Zukunftsperspektiven junger Menschen – ein gesellschaftlicher Schwerpunkt, der eine hohe politische Priorität genießen sollte.

Fachleute haben im Suchtbereich die Notwendigkeit erkannt, nach Methoden zu forschen, die eine verbesserte Versorgung gewährleisten, wobei ein Nachweis für den nachhaltigen Erfolg der jeweiligen Hilfsangebote erbracht werden muss. Weil Drogenberatungsstellen traditionell mit erwachsenen Konsumenten der sog. harten Drogen arbeiten, ist es gerade hier wichtig, sich nach den Bedürfnissen der abhängigen Kinder und Jugendlichen zu richten und das Versorgungssystem entsprechend aufzubauen. Doch was nützen die besten Vorhaben, wenn sie nicht finanziert werden können?

Die heutigen drastischen Kürzungen in der Drogenhilfe und in psychiatrischen Einrichtungen sind nicht nur aus sozialer oder humaner Sicht, sondern sogar aus wirtschaftlichen Gründen nicht zu billigen: Solche simplen Lösungen werden sich später rächen und die Gesellschaft langfristig teuer zu stehen kommen. Die Schicksale junger Menschen auf einen Kostenfaktor zu reduzieren ist zwar eine einfache und bequeme kurzfristige Strategie, langfristig gesehen aber äußerst unklug und auch nicht wirtschaftlich.

Psychische Störungen, einschließlich Sucht, sind als Erkrankungen zu betrachten, in deren langfristige Behandlung die psychosozialen Faktoren und die individuelle Lebensplanung der Betroffenen mit berücksichtigt werden. Weil es sich bei Cannabisabhängigen zum Teil um Kinder oder Jugendliche handelt, die noch bei den Eltern wohnen, sollten bei der Behandlung vor allem die positiven Ressourcen der Familie mit einbezogen werden. Andererseits brauchen die Familien viel Hilfe und Unterstützung, um die durch die Erkrankung entstandene schwere Krise zu bewältigen. Oft sind die Angehörigengruppen jedoch die einzigen Ansprechpartner, von denen die Eltern ernst genommen werden und bei denen sie für ihre Nöte und Sorgen Gehör finden.

Eine erfolgreiche Behandlung setzt eine zeitlich lückenlose, gut koordinierte Zusammenarbeit zwischen den verschiedenen Einrichtungen, Fachleuten – seien es Psychologen, Psychiater, Pädagogen und Sozialarbeiter – und Leistungsträgern voraus, um eine vollständige Wiedereingliederung dieser jungen Menschen sowohl in sozialer Hinsicht als auch in Ausbildung/Schule/Beruf zu erreichen. Doch auch hier fühlen sich die Familien allein gelassen. Die betroffenen Kinder werden zu früh entlassen, haben keinen direkten Zugang zu einer Fortsetzung der Behandlung; es fehlt an jugendgerechten Reha-Einrichtungen und es kommt zu Versorgungslücken, bei deren Überbrückung die Familien meist überfordert sind. Und das Schlimmste ist, dass der bereits erreichte Behandlungserfolg dadurch gefährdet wird, so dass die angestrebte Reintegration womöglich ganz scheitert.

Jede Zeit hat ihre eigenen Aufgaben. Was die Einstellung zu Krankheiten betrifft, waren die achtziger bis neunziger Jahre eine Zeit, in der die Menschen gegenüber Krankheiten wie Krebs und Aids sensibilisiert werden konnten. Manchmal scheint es, als gäbe es kaum noch Gebiete, auf denen dem heutigen Menschen fehlende Toleranz vorgeworfen werden kann. Aus diesem Grund könnte man hoffen, dass die Menschen des 21. Jahrhunderts psychischen Erkrankungen offener begegnen und diese genauso unvoreingenommen akzeptieren wie andere Krankheiten auch. Der erste Schritt müsste hier aber sein, dass psychische Erkrankungen in jeder Hinsicht mit den körperlichen gleichgesetzt werden, so dass Leistungen für psychisch Kranke vom Gesundheitswesen genauso selbstverständlich getragen werden wie für Menschen mit somatischen Krankheiten, auch in Bezug auf die notwendigen langfristigen Reha-Maßnahmen.

ANHANG

Anmerkungen

1 Timmerberg, 2004, S. 11
2 Kemmesies & Werse, 2002
3 Julien, 1997; Wu et al., 1988
4 Bundesverband der Elternkreise drogengefährdeter und drogenabhängiger Jugendlicher e.V. BVEK, 2003a
5 Mosler, 1977
6 Timmerberg, 2004
7 Moreau de Tours, 1845, zitiert nach: Täschner, 1980
8 Soueif, 1967, und Benabud, 1957, zitiert nach: Schmidbauer / vom Scheidt, 1997, S. 106
9 THC ist der wichtigste psychoaktive, d.h. Rausch erzeugende Inhaltsstoff von Cannabis.
10 Coper & Hippius, 1970
11 Täschner, 1974
12 Liljesson & Gustafsson, 2002
13 International Narcotics Control Board, 2004
14 Landeskriminalamt Hamburg, 2004
15 European Monitoring Centre for Drugs and Drug Addiction EMCDDA, 2005
16 Ebd.
17 Die Pflanzen werden in einer Wasser-Düngerlösung gezogen.
18 Die aus Südasien stammende, ursprünglich aus Bambus hergestellte Cannabispfeife wird Bong genannt. In ihrer Funktion ähnelt sie der Wasserpfeife. Shillum ist ein mit einem Pfeifenkopf versehenes Rohr, durch das Haschisch oder Marihuana geraucht werden kann. Das Eimerrauchen simuliert die Funktion eines Bong: Man verwendet eine Plastikflasche ohne Boden, in der das Marihuana oder die Tabak-Haschischmischung in der Mulde einer Alufolie oder in einem sog. Köpfchen befindet. Die Mischung wird erhitzt, und die Dämpfe werden aus der Flasche eingeatmet. Das Köpfchen kann in einem sog. »Head Shop« oder im Internet fertig gekauft werden. Die durch Bong oder Eimerrauchen erzeugte

Rauschwirkung ist wesentlich intensiver als durch die gleiche Menge Haschisch oder Marihuana, die in einem Joint geraucht wird.

19 Es ist widersprüchlich, dass die Cannabispflanzen verboten sind, die zum Rauchen benötigten Utensilien jedoch nicht. Obwohl nach wie vor illegal, führt der Besitz kleiner Cannabismengen für den Eigengebrauch zu keiner Strafverfolgung; die geduldete Menge variiert je nach Bundesland zwischen 5 und 30 Gramm. All das führt zu großen Missverständnissen bei den Jugendlichen und auch bei den Eltern, und viele glauben, dass Cannabiskonsum legal ist.

20 Grotenhermen, 2003

21 D'Souza, 2004

22 Thomas, 1996

23 Ebd.

24 Ramström, 2004

25 Farke et al., 2002

26 Bolla et al., 2002

27 Lundqvist, 1995

28 Ramström, 1991

29 Jahresbericht der Europäischen Beobachtungsstelle für Drogen und Drogensucht, 2003; Simon et al., 2004

30 Kraus et al., 2003

31 Ebd.; Kemmesies & Werse, 2002

32 Baumgärtner, 2004

33 In: Luyken (1999b), S. 19

34 Kemmesies & Werse, 2002

35 Ebd.

36 Baumgärtner, 2004; Farke et al., 2002

37 Farke et al., 2002

38 Simon et al., 2004

39 Fergusson et al., 2003

40 Farke et al., 2002

41 Redfield & Adrienne, 1994, S. 211

42 Badinter, 1981

43 Vgl. Rennert, 1990, S. 25

44 Haney et al., 1999; Hall et al., 1994; Thomas, 1996

45 Miller & Gold, 1989; Gable, 1993

46 Thomas, 1996; Haney et al., 1999; Lieb et al., 2000
47 Simon et al., 2004
48 Studie der Katholischen Fachhochschule Köln, vgl. Utler, 2003
49 Lempp, 1984, zitiert nach: Krausz & Müller-Thomsen, 1994, S. 228
50 McGorry & Jackson, 1999
51 Die Namen der genannten Personen sowie Einzelheiten des Falls wurden in diesem und in allen anderen Fallbeispielen zum Zweck der Anonymisierung geändert.
52 Eikmeier et al., 1991; Linszen et al., 1994, 1995
53 Naber & Lambert, 2004
54 Probst, 1994; Naber & Lambert, 2004
55 Gottesman, 1993
56 Ramström, 2004
57 Andréasson et al., 1987
58 Zammit et al., 2002
59 Linszen et al., 1994
60 van Os et al., 2002
61 Fergusson et al., 2003
62 Vgl. Moggi, 2002, S. 108f.
63 Linszen et al., 1994
64 Moggi, 2002
65 Patton et al., 2002; Bovasso, 2001
66 Hambrecht, 2003
67 Simon et al., 2004
68 Freyberger et al., 2002
69 Bovasso, 2001; Patton et al., 2002
70 Freyberger et al., 2002
71 Platzangst; agorá (griech.) = Versammlung, Marktplatz; phobos (griech.) = Furcht, Schrecken.
72 Johns, 2001; Patton et al., 2002
73 Simon et al., 2004
74 Szymanski, 1981; Keshaven & Lishman, 1986; Moran, 1986
75 Patton et al., 2002
76 McGorry & Jackson, 1999
77 Freyberger et al., 2002
78 Naber & Lambert, 2004
79 Johns, 2001

80 Freyberger et al., 2002
81 Von lat. cum – mit; morbus – Krankheit.
82 Kavanaugh, 1992, zitiert nach: Redfield & Adrienne, 1995, S. 110
83 Freyberger et al., 2002; Grawe et al., 1995
84 In: Bundesverband der Angehörigen psychisch Kranker e.V. (BApK), 2001, S. 28
85 Naber & Lambert, 2004
86 Krausz & Naber, 2000
87 Freyberger et al., 2002
88 Ebert & Loew, 2001
89 Freyberger et al., 2002
90 Die pharmazeutische Forschung hat hier erste Hinweise liefern können: Über die Wechselwirkung z. B. mit sedierenden Substanzen gibt es Hinweise auf dem Beipackzettel der Medikamente, die auf synthetischer THC-Basis hergestellt und auch in Deutschland zugelassen sind. Hier findet sich ein Hinweis, dass die Dosis allmählich gesteigert und beim Absetzen wiederum ausschleichend verringert werden muss.
91 Thomasius, 2000
92 Watts, 1961, S. 69
93 Bundesverband der Elternkreise drogengefährdeter und drogenabhängiger Jugendlicher e.V. BVEK
94 Rennert, 1990
95 Bundesverband der Elternkreise drogengefährdeter und drogenabhängiger Jugendlicher e.V. BVEK, 2003a
96 Mehr über den Umgang mit suchtgefährdeten Jugendlichen kann in Lisa Lindbergs Ratgeber »Wenn ohne Joint nichts läuft« (Walter, Düsseldorf, 2003) nachgelesen werden.
97 Vgl. Bundesverband der Elternkreise drogengefährdeter und drogenabhängiger Jugendlicher e.V. BVEK, 2003a, S. 24
98 Heim, 2001, S. 11
99 Vgl. Beitler & Beitler, 2004, S. 21
100 Einige der im Folgenden angegebenen Empfehlungen stammen aus den Publikationen des World Fellowship for Schizophrenia and Allied Disorders (WFSAD), Toronto, mit freundlicher Genehmigung.
101 Steden, 2003, S. 151

102 Vgl. Beitler & Beitler, 2004, S. 51

103 Vgl. Steden, 2003, S. 158

104 Dormeier, 1994, S. 123

105 EUFAMI-Studie (1996) von N. C. Angermeyer & H. Matschinger, vgl. Bundesverband der Angehörigen psychisch Kranker e.V. (BapK), (2000)

106 Bundesverband der Angehörigen psychisch Kranker e.V. (BApK), 2000

107 Der Bundesverband der Elternkreise drogengefährdeter und drogenabhängiger Jugendlicher e.V. wurde im Jahr 1974 gegründet, der Bundesverband der Angehörigen psychisch Kranker e.V. im Jahr 1985.

108 Bundesverband der Elternkreise drogengefährdeter und drogenabhängiger Jugendlicher e.V. BVEK, 2003b

Literaturverzeichnis

Andréasson, S. / Allebeck, P. / Engström, A. / Rydberg, U.: Cannabis and Schizophrenia (1987): A Longitudinal Study of Swedish Conscripts, in: Lancet 2, S. 1483–1486.

Arsenault, L. / Cannon, M. / Poulton, R. / Murray, R. / Caspi, A. / Moffitt, T. E. (2002): Cannabis Use in Adolescence and Risk for Adult Psychosis, in: British Medical Journal 325, S. 1212–1213.

Arsenault, L. / Cannon, M. / Witton, J. / Murray, R. M. (2003): The Causal Association between Cannabis and Psychosis: An Examination of the Evidence, Institute of Psychiatry, London.

Ashton, C. H. (2001): Pharmacology and Effects of Cannabis, in: British Journal of Psychiatry 178, S. 101–106.

Badinter, E. (1981): Die Mutterliebe, München.

Baumgärtner, T. (2004): Rauschmittelkonsumerfahrungen der Hamburger Jugendlichen und jungen Erwachsenen 2004. Zusammenfassender Basisbericht der Schüler- und Lehrerbefragung zum Umgang mit Suchtmitteln, Büro für Suchtprävention, Hamburger Landesstelle gegen die Suchtgefahren e.V., Hamburg.

Baumgärtner, T. / Gieß, A. (2005): Zur Topograhie des Drogenkonsums in Hamburg – Ausgewählte Ergebnisse der Key-Personen-Befragungen im Rahmen des Local Monitoring System (LMS) 2004, Büro für Suchtprävention, Hamburger Landesstelle gegen die Suchtgefahren e.V., Hamburg.

Beitler, H. / Beitler, H. (2004): Familienleben mit psychosekranken Kindern – Ein Ratgeber für Eltern, Bonn.

Bock, T. (2003): Basiswissen: Umgang mit psychotischen Patienten, Bonn.

Bolla, K. I. / Brown, K. / Eldreth, D. / Tate, K. / Cadet, J. L. (2002): Dose-Related Neurocognitive Effects of Marijuana Use, in: Neurology 59 (9), S. 1337–1343.

Bovasso, G. B. (2001): Cannabis Abuse as a Risk Factor for Depressive Symptoms, in: Am J Psychiatry 158 (12), S. 2033–2037.

Bundesverband der Angehörigen psychisch Kranker e.V. (BApK) (Hg.) (2001): Mit psychisch Kranken leben – Rat und Hilfe für Angehörige, Bonn.

Bundesverband der Angehörigen psychisch Kranker e.V. (BApK) (Hg.) (2000): Ökonomische und soziale Belastungsfaktoren der Angehörigen psychisch Kranker. Vergleich aktueller Forschungsergebnisse zu den Belastungen bei Angehörigen psychisch Kranker, Wittlich.

Bundesverband der Elternkreise drogengefährdeter und drogenabhängiger Jugendlicher e.V. BVEK (Hg.) (2003a): Eltern und ihre suchtkranken Kinder – Ein Leitfaden zur Selbsthilfe, Freiburg.

Bundesverband der Elternkreise drogengefährdeter und drogenabhängiger Jugendlicher e.V. BVEK (2003b): Abschlussbericht des Projektes Entwicklung zeitgemäßer Eltern-Selbsthilfe, i.A. des Bundesministeriums für Gesundheit und Soziale Sicherung; Verfasserin: Ingrid Arenz-Greiving, Berlin.

Chen, C. Y. / Wagner, F. A. / Anthony, J. C. (2002): Marijuana Use and the Risk of Major Depressive Episode, in: Soc Psychiatry Psychiatr Epidemiol 37, S. 199–206.

Coper, H. / Hippius, H. (1970): Missbrauch von Haschisch (Marihuana), in: Deutsches Ärzteblatt 21, S. 1618–1624.

Deger-Erlenmaier, H. (Hg.) (1994): Wenn nichts mehr ist, wie es war ... – Angehörige psychisch Kranker bewältigen ihr Leben, Bonn.

Deutsche Hauptstelle für Suchtfragen e.V. (Hg.) (2004): Cannabis – Neue Beiträge zu einer alten Diskussion, Freiburg.

Dormeier, S. (1994): »Alles von der Seele reden ...«. Einblick in die Arbeit einer Angehörigenselbsthilfegruppe, in: Deger-Erlenmaier, H. (Hg.): Wenn nichts mehr ist, wie es war..., S. 101–127.

D'Souza, D. C. (2004): Yale University Study Finds Cannabis Triggers Transient Schizophrenia-like Symptoms, in: Biotech Week, 7. Juli, S. 860.

Ebert, D. / Loew, T. (2001): Psychiatrie systematisch, Bremen.

Eikmeier, G. / Lodemann, E. / Pieper, L. / Gastpar, M. (1991): Cannabiskonsum und Verlauf schizophrener Psychosen, in: Sucht 6, S. 377–382.

European Monitoring Centre for Drugs and Drug Addiction EMCDDA (2005): 2004 Annual Report, Lissabon.

Farke, W. / Graß, H. / Hurrelmann, K. (2002): Drogen bei Kindern und Jugendlichen – Legale und illegale Substanzen in der ärztlichen Praxis, Stuttgart.

Fergusson, D. M. / Horwood, L. J. / Swain-Campbell N. R. (2003a): Cannabis Dependence and Psychotic Symptoms in Young People, in: Psychol Med 33 (1), S. 15–21.

Fergusson, D. M. et al. (2003b): Early Reactions to Cannabis Predict Later Dependence, in: Arch Gen Psychiatry 60, S. 1033–1039.

Finzen, A. / Hoffmann-Richter, U. (2001): Die häufigsten psychischen Krankheiten, in: Bundesverband der Angehörigen psychisch Kranker e.V. (Hg.): Mit psychisch Kranken leben, Bonn, S. 20–46.

Freyberger, H. J. / Schneider, W. / Stieglitz, R. D. (2002): Kompendium Psychiatrie, Psychotherapie, Psychosomatische Medizin, Basel.

Gable, R. S. (1993): Toward a Comparative Overview of Dependence Potential and Acute Toxicity of Psychoactive Substances Used Nonmedically, in: Am J Drug Alcohol Abuse 19 (3), S. 263–281.

Gottesman, I. I. (1993): Schizophrenie, Heidelberg.

Grawe, K. / Donati, R. / Bernauer, F. (1995): Psychotherapie im Wandel: Von der Konfession zur Profession, Göttingen u. a.

Grotenhermen, F. (2003): Pharmacokinetics and Pharmacodynamics of Cannabinoids, in: Clin Pharmacokinet 42 (4), S. 327–360.

Häfner, H (2000): Das Rätsel Schizophrenie – Eine Krankheit wird entschlüsselt, München.

Hall, W. / Solowij, N. / Lemon, J. (1994): The Health and Psychological Consequences of Cannabis Use, Australian Government Publishing Service, Canberra, S. 136–139.

Hambrecht, M. (2003): Schöne neue Welt: Cannabis für alle? Anmerkungen aus psychiatrischer Sicht, in: Psychiatrische Praxis 30 (4), S. 179–180.

Hambrecht, M. / Häfner, H. (2000): Cannabis, Vulnerability, and the Onset of Schizophrenia: An Epidemiological Perspective, in: Australian and New Zealand Journal of Psychiatry 34, S. 468–475.

Haney, M., et al. (1999): Abstinence Symptoms Following Smoked Marijuana in Humans, in: Psychopharmacology 141, S. 395–404.

Heim, S. (2001): Unermüdlich und allzeit bereit – Wie hilfreich sind selbstlose Angehörige?, in: Bundesverband der Angehörigen psychisch Kranker e.V. BApK (Hg.): Mit psychisch Kranken leben, S. 9–19.

Hofmann, A. (1979): LSD – Mein Sorgenkind. Die Entdeckung einer Wunderdroge, Stuttgart.

International Narcotics Control Board (2004): Report of the International Narcotics Control Board for 2003, www.incb.org/incb/en/annual_report_2003.html.

Johns, A. (2001): Psychiatric Effects of Cannabis, in: British Journal of Psychiatry 178, S. 116–122.

Julien, R. M. (1997): Drogen und Psychopharmaka, Heidelberg/Berlin.

Kaiser, R. (1999): Psychose und Sucht, Köln.

Kavanaugh, P. R. (1992): Magnificent Addiction: Discovering Addiction as Gateway to Healing, Fairfield, CT.

Kemmesies, U. E. / Werse, B. (2002): Drogentrends in Frankfurt am Main, Centre for Drug Research, Johann Wolfgang Goethe-Universität, Frankfurt am Main.

Keshaven, M. S. / Lishman W. A. (1986): Prolonged Depersonalisation Following Cannabis Abuse, in: British J Add 81, S. 140–142.

Kraus, L. / Augustin, R. / Orth, B. / IFT – Institut für Therapieforschung (2003): Repräsentativerhebung zum Gebrauch und Missbrauch psychoaktiver Substanzen bei Erwachsenen in Hamburg – Epidemiologischer Suchtsurvey 2003, München.

Krausz, M. / Müller-Thomsen, T. (1994): Komorbidität – Therapie von psychiatrischen Störungen und Sucht: Konzept für Diagnostik, Behandlung und Rehabilitation, Freiburg.

Krausz, M. / Haasen, C. (1996): Langzeitperspektiven süchtigen Verhaltens, Freiburg.

Krausz, M. / Naber D. (2000): Integrative Schizophrenietherapie – Behandlungsphilosophie und Intervention, Freiburg.

Kuntz, H. (2002): Cannabis ist immer anders, Weinheim.

Landeskriminalamt Hamburg (2004): LKA 141 (Polizeiliche Kriminalstatistik), Rauschgiftlagebericht 2003, Hamburg.

Lempp, R. (1984): Psychische Entwicklung und Schizophrenie. Die Schizophrenie als funktionelle Regressionen und Reaktionen, Bern.

Lewis, A. (1968): A Review of the International Clinical Literature. The Wootton Report Cannabis by Advisory Committee on Drug Dependence. U. K. Home Office, London, Appendix 1.

Lieb, R. / Wittchen, H.-U. et al. (2000): Epidemiologie des Konsums, Missbrauchs und Abhängigkeit von legalen und illegalen Drogen bei Jugendlichen und jungen Erwachsenen: Die prospektiv-longitudinale Verlaufsstudie EDSP, in: Sucht 46 (1), S. 18–31.

Lieb, R. / van Os, J. / Wittchen, H.-U. et al. (2004): Prospective Study of Cannabis Use. Predisposition for Psychosis and Psychotic Symptoms in Young People, in: British Journal Of Medicine, BMJ Online, Dezember.

Liljesson, S. / Gustafsson, T. (2002): Här ödlas cannabis för hela Europa, in: Narkotikafrågan 4.

Lindberg, Lisa (2003): Wenn ohne Joint nichts läuft, Düsseldorf/Zürich.

Linszen, D. H. / Dingemans, P. M. / Lenior, M. E. (1994): Cannabis Abuse and the Course of Recent Onset of Schizophrenic Disorders, in: Archives of General Psychiatry 51, S. 273–279.

Linszen, D. H. / Dingemans, P. M. / Lenior, M. E. (1995): Connection between Cannabis Use and Relapse into or Exacerbation in Schizophrenic Patients, in: Ned Tijdschr Geneesk 139, S. 502–507.

Löhrer, Frank (1999): Sucht und Psychose – Klinik – Therapie – Prognose, Aachen.

Lundqvist, T. (1995): Cognitive Dysfunctions in Chronic Cannabis Users Observed during Treatment: An Integrative Approach, Stockholm.

Luyken, R. (1999a): Aus Kiffern werden Eltern, in: DIE ZEIT, 9. Dezember, S. 17–20.

Luyken, R. (1999b): Der Reiz des Joints – Haschisch, nicht Ecstasy, ist die Jugenddroge, in: DIE ZEIT, 9. Dezember, S. 19.

McGorry, P. / Jackson, J. (1999): The Recognition and Management of Early Psychosis – A Preventive Approach, New York.

Miller, N. S. / Gold, M. S. (1989): The Diagnosis of Marijuana (Cannabis) Dependence, in: J Substance Abuse Treatment 6, S. 183–192.

Miller, W. R. / Rollnick, S. (1991): Motivational Interviewing – Preparing People to Change Addictive Behavior, New York.

Moggi, F. (Hg.) (2002): Doppeldiagnosen – Komorbidität psychischer Störungen und Sucht, Bern.

Moran, C. (1986): Depersonalisation and Agoraphobia Associated with Marijuana Use, in: Br J Med Psychol 59, S. 187–196.

Mosler, P. (1977): Was wir wollten, was wir wurden – Zeugnisse der Studentenrevolte, Reinbek b. Hamburg.

Naber, D. / Lambert, M. / Krausz, M. (1999): Atypische Neuroleptika in der Behandlung schizophrener Patienten, Bremen.

Naber, D. / Lambert, M. (Hg.) (2004): Schizophrenie, Stuttgart.

Nagel, L. (2001): Protokoll einer Therapie, in: Psychosoziale Umschau 1, S. 29–30.

Nagel, L. (2002): Zu den Nebenwirkungen von Neuroleptika fragen Sie die Angehörigen!, in: Psychosoziale Umschau 2, S. 33–34.

Patton, G. C. / Coffey, C. / Carlin, J. B. / Degenhardt, L. / Lynskey, M. / Hall, W. (2002): Cannabis Use and Mental Health in Young People: Cohort Study, in: BMJ Volume 325, S. 1195–1198.

Probst, P. (1994): Wege aus der Entmündigung – der Schuldbegriff in der Schizophrenie-Literatur, in: Deger-Erlenmaier, H. (Hg.): Wenn nichts mehr ist, wie es war … Bonn, S. 44–59.

Rakete, G. (Hg.) (1994): Cannabis – Cannabiskonsum und Cannabisabhängigkeit, Hamburgische Landesstelle gegen die Suchtgefahren e.V., Hamburg.

Ramström, J. (1991): The Teenager in the Welfare Society: On the Difficulty of Becoming an Adult in Today's Western Culture, Stockholm.

Ramström, J. (2004): Consequences of Cannabis Use – A Survey of Scientific Studies up to and Including the Autumn 2003, National Institute of Public Health, Sweden, Stockholm.

Redfield, J. / Adrienne, C. (1995): Die Erkenntnisse von Celestine. Das Handbuch zur Arbeit mit den »neun Erkenntnissen«, München.

Rennert, M. (1990): Co-Abhängigkeit – Was Sucht für die Familie bedeutet, Freiburg.

Reuband, K.-H. (1994): Soziale Determinanten des Drogengebrauchs, Opladen.

Schmidbauer, W. / vom Scheidt, J. (1997): Handbuch der Rauschdrogen, München.

Schuckit, M. A. (1995): Drug and Alcohol Abuse – A Preventive Approach, New York.

Sieber, M. (1993): Drogenkonsum: Einstieg und Konsequenzen, Bern.

Simon, R. / Sonntag, D. / Bühringer, G. / Kraus, L. (2004): Cannabisbezogene Störungen: Umfang, Handlungsbedarf und Behandlungsangebot in Deutschland, IFT Insitut für Therapieforschung, München.

Steden, H.-P. (2003): Die Begleitung psychisch gestörter Menschen – Eine Einführung in die Psychiatrie und Psychopathologie, Freiburg.

Stefanis, C. / Hippius, H. / Naber, D. (1995): Research in Addiction, Göttingen/Bern.

Szymanski, H. V. (1981): Prolonged Depersonalisation after Marijuana Use, in: Am J Psychiatry 138 (2), S. 231–233.

Täschner, K.-L. (1980): Rausch und Psychose, Stuttgart.

Thomas, H. (1993): Psychiatric Symptoms in Cannabis Users, in: British Journal of Psychiatry 163, S. 141–149.

Thomas, H. (1996): A Community Survey of Adverse Effects of Cannabis Use, in: Drug and Alcohol Dependence 42, S. 201–207.

Thomasius, R. (2000): Psychotherapie der Suchterkrankungen, Stuttgart.

Timmerberg, H. (2004): Jung, erfolgreich, high, in: Welt am Sonntag, 21. März, S. 11.

Tossmann, P. (2005): Cannabiskonsum: Verbreitung, Konsummuster und Hilfebedarf, in: Sucht Aktuell 1, S. 36–38.

Utler, S. (2003): Uni & Sucht, in: UNICUM, 28.8.2003, www.addiction.de/beitraege/PaulyA2003I.pdf.

van Os, J. / Bak, M. / Hanssen, M. / Bijl, R.V. / de Graaf, R. / Verdoux, H. (2002): Cannabis Use and Psychosis: A Longitudinal Population-Based Study, in: Am J Epidemiol 156 (4), S. 319–327.

Watts, A.W. (1961): Zen-Buddhismus. Tradition und lebendige Gegenwart, Reinbek b. Hamburg.

World Fellowship for Schizophrenia and Allied Disorders: Schizophrenia (2004a): A Few Guidelines for Family and Friends, WFSAD Publications, Website WFSAD, Toronto.

World Fellowship for Schizophrenia and Allied Disorders: Schizo-

phrenia (2004b): Schizophrenia: How should one behave?, Toronto.
Wu, T-C. / Tashkin, D. P. / Djahed, B. / Rose, J. E. (1988): Pulmonary Hazards of Smoking Marijuana as Compared with Tobacco, in: The New England Journal of Medicine 316, S. 347–351.
Zammit, S. / Allebeck, P. / Andréasson, S. / Lundberg, I. / Lewis, G. (2002): Self Reported Cannabis Use as a Risk Factor for Schizophrenia in Swedish Conscripts of 1969: Historical Cohort Study, in: British Med J 235, S. 1199–1201.

Adressen

Bundesweite DrogenHotline: 01805-313031
Selbsthilfeberatung für psychisch Erkrankte und deren Angehörige, bundesweite Hotline: 0180-5950951

Anschriften von Drogenberatungsstellen:

Jugend- und Drogenberatungsstelle
Jugendamt/Gesundheitsamt Dresden
Florian-Geyer-Straße 13
01307 Dresden
Tel.: 0351-44126-33
Fax: 0351-44126-34
E-Mail: info@drogenberatung-dresden.de

Drug Scouts
Suchtzentrum Leipzig e.V.
Brockhausstraße 36
04229 Leipzig
Tel.: 0341-4809287
Internet: www.drugscouts.de

Projekt »Drahtseil«
Beratung für Kinder, Jugendliche und Erziehungsträger
Zentrum für Integration e.V.
Demmeringstraße 115
04179 Leipzig
Tel.: 0341-4955690
Fax: 0341-4250785

Therapieladen
Verein zur sozialen und psychotherapeutischen Betreuung Suchtmittelgefährdeter e.V.
Potsdamer Straße 131
10783 Berlin
Tel.: 030-21751741
Fax: 030-21751742
E-Mail: info@therapieladen.de
Internet: www.therapieladen.de; www.drogen-und-du.de

Drogennotdienst
Ansbacherstraße 11
10787 Berlin
Tel.: 030-19237
Fax: 030-2187033

SuchtPräventionsZentrum
Winterhuder Weg 11
22085 Hamburg
Tel.: 040-42863-2472
Fax: 040-42863-4354
E-Mail: spz@bbs.hamburg.de
Internet: www.li-hamburg.de/abt.lip/spz/index.html

Landesinstitut für Schule – Suchtprävention Bremen
Langemarckstraße 113
28199 Bremen
Tel.: 0421-361-16050
Fax: 0421-361-8914
E-Mail: suchtprävention@uni-bremen.de

Jugend- und Suchtberatungszentrum Hannover (DROBS Hannover)
Odeonstraße 14
30159 Hannover
Tel.: 0511-70146-0
Fax: 0511-70146-39
E-Mail: drobs-hannover@step-hannover.de
Internet: www.drobs-hannover.de

Verein zur Prävention von Drogenabhängigen und Integration
Drogenberatung »Prisma«
Fössestraße 77
30451 Hannover
Tel.: 0511-921750

Düsseldorfer Drogenhilfe e.V.
Fachstelle für Beratung und Suchtvorbeugung
Bolkerstraße 14
40213 Düsseldorf
Tel.: 0211-8993900

Drogenberatungsstelle
Schwanenwall 42
44135 Dortmund
Tel.: 0231-4773760

Haschisch-Hotline Köln: 02271-476414

Drogenhilfe Köln e.V.
Fachstelle für Suchtprävention
Hans-Böckler-Straße 5
50354 Hürth
Tel.: 02233-709259
E-Mail: praevention@drogenhilfe-koeln.de
Internet: www.drogenhilfe-koeln.de; www.partypack.de

Drogennotruf Frankfurt: 069-623451

Jugend- und Drogenberatung
Musikantenweg 39
60316 Frankfurt/M.
Tel.: 069-9433030

Jugend- und Drogenberatung
Wallstraße 25
60594 Frankfurt/M.
Tel.: 069-6109020

Psychosoziale Beratungsstelle für junge Menschen
der Aktions-Gemeinschaft Drogenberatung e.V.
Saargemünder Straße 76
6119 Saarbrücken
Tel.: 0681-98541-0
Fax: 0681-854670
E-Mail: info@drogenberatung-saar.de

Release Stuttgart e.V.
Beratung und Hilfe bei Drogenproblemen
Neckarstraße 233
70190 Stuttgart
Tel.: 0711-26843230
Fax: 0711-26843231
E-Mail: release-neckar@t-online.de

Telefon-Notruf für Suchtgefährdete e.V.
Drogenberatungsstelle
Tal 19
80331 München
Tel.: 089-282822
Fax: 089-242080-11
E-Mail: sucht@tal19.de
Internet: www.tal19.de

Präventionsstelle der Stadtverwaltung München
Implerstraße 9
81371 München
Tel.: 089-23327061

Die meisten Universitätskliniken haben eine Suchtambulanz und bieten Drogentherapien an.

Weitere Adressen von Drogenberatungsstellen über:

Bundeszentrale für gesundheitliche Aufklärung (BZgA)
Ostmerheimerstraße 220
51109 Köln
Tel.: 0221-8992-0
Internet: www.bzga.de

Deutsche Hauptstelle für Suchtfragen (DHS) e.V.
Westring 2
59065 Hamm
Tel.: 02381-9015-0
Fax: 02381-9015-30
E-Mail: info@dhs.de
Internet: www.dhs.de

Informationszentrale gegen Vergiftung der Universität Bonn
Internet: www.meb.uni-bonn.de/giftzentrale/dhsidx.html

Adressen von Elternkreisen über:

Bundesverband der Elternkreise drogengefährdeter
und drogenabhängiger Jugendlicher e.V. BVEK
Ansbacher Straße 11
10787 Berlin
Tel.: 030-5567020
Fax: 030-5567021
E-Mail: bvek@snafu.de
Internet: http://home.snafu.de/bvek

Bundesverband der Eltern und Angehörigen für akzeptierende
Drogenarbeit e.V.
c/o Jürgen Heimchen
Ravensberger Str. 44
42117 Wuppertal
Tel.: 0202-423519
Fax: 0202-428577
E-Mail: info@akzeptierende-eltern.de

Über Selbsthilfegruppen für Betroffene können Sie sich informieren bei:

Narcotics Anonymous
Postfach 11 10 10
64225 Darmstadt
Internet: www.narcotics-anonymous.de

Selbsthilfe junger Suchtkranker
Bundesweite Koordinationsstelle der Caritas
10115 Berlin
Große Hamburger Straße 18
Tel.: 030-2805112
Fax: 030-2826574
E-Mail: sh.junger@caritas-berlin.de

Anschriften von Einrichtungen im Bereich psychische Störungen/Sucht:

Die meisten Universitätskliniken, psychiatrischen Kliniken und psychiatrischen Abteilungen der allgemeinen Krankenhäuser oder Regionalkrankenhäuser bieten Therapieprogramme für doppelt betroffene Patientinnen und Patienten an. Diese Programme sind geeignet für eine Akutbehandlung. Nach der Akutbehandlung können die betroffenen Patientinnen und Patienten in einer Tagesklinik oder in einer therapeutischen Sondereinrichtung längerfristig behandelt werden.

Sondertherapieeinrichtungen:

Haus Schulenburg
Straße des Friedens 120
07548 Gera
Tel.: 0365-8264141
Fax: 0365-8264131

Prowo e.V. – Projekt Wohnen
Kottbusser Damm 79a
10967 Berlin-Kreuzberg
Tel.: 030-695977-0
Fax: 030-69597720
E-Mail: prowo.berlin@t-online.de
Internet: www.prowo-berlin.de

Therapiezentrum Psychose und Sucht
Theodorstraße 41 b II
22761 Hamburg
Tel.: 040-897147-0
Fax: 040-894076
Internet: www.freundeskreis-ochsenzoll.de

Fachklinik Holstein
Weidenweg 9–15
23562 Lübeck
Tel.: 0451-5894-0
Fax: 0451-5894-200
E-Mail: fachklinik.holstein@kte-ag.de
Internet: www.kte-ag.de/kliniken/fkhs/index.html

Therapiedorf Ravensruh
Dorfstraße 5
23992 Ravensruh
Tel.: 038422-444-0
Fax: 038422-444-44
E-Mail: therapiedorf@tvo.kte-ag.de
Internet: www.therapiedorf-ravensruh.de

Fachklinik Bokholt
Hanredder 30–32
25335 Bokholt-Hanredder
Tel.: 04123-9016-0
Fax: 04123-9016-12
E-Mail: info@fachklinik-bokholt.de

Dietrich Bonhoeffer Klinik
Dr.-Eckener-Str. 1–5
26197 Ahlhorn
Tel.: 04435-9314-0
Fax: 04435-9314-14
E-Mail: info@dietrich-bonhoeffer.klinik.de
Internet: www.dietrich-bonhoeffer-klinik.de

Tagesklinik an der Sternbrücke
Dr. Kielstein GmbH
Planckstraße 4–5
39104 Magdeburg
Tel.: 0391-56566-0
Fax: 0391-56566-20
E-Mail: webmaster@tagesklinik-dr-kielstein.de
Internet: www.suchttagesklinik.de

Fachklinik St. Camillus
Kirchstraße 12
47178 Duisburg
Tel.: 0203-479070

Fachklinik Peterhof
Buschmannsweg 1–3
47447 Moers
Tel.: 02841-62777
E-Mail: fachklinik-peterhof@t-online.de

Klinik am Waldsee
REHA Zentrum für junge Abhängige
56745 Rieden (Eiffel)
Tel.: 02655-933-0
Fax: 02655-933-110

Fachklinik Bad Fredeburg
Zu den drei Buchen 1
57392 Bad Fredeburg
Tel.: 02974-72605

Salusklinik Friedrichsdorf
Landgrafenplatz 1
61381 Friedrichsdorf
Tel.: 06172-950-0
Fax: 06172-950-249
E-Mail: kontakt@salus-friedrichsdorf.de
Internet: www.salus-friedrichsdorf.de

Therapeutische Einrichtung »Auf der Lenzwiese«
Annelsbacher Weg 1
64739 Höchst-Hassenroth
Tel.: 06163-9338-0
Fax: 06163-9338-22

Therapeutische Einrichtung »Eppenhain«
Schlossborner Str. 27–31
65779 Kelkheim
Tel.: 06198-5898-0
Fax: 06198-5898-29

Fachklinik Eiterbach
Ortsstraße 42
69253 Heiligkreuzsteinach/Eiterbach
Tel.: 06220-930-0
Fax: 06220-930-122
E-Mail: fachklinik_eiterbach@t-online.de
Internet: www.fachklinikeiterbach.de

Rehabilitationseinrichtung Four Steps
Ringstr. 20
70736 Fellbach
Tel.: 0711-5203060
Fax: 0711-5203062

Fachklinik Landau
Franz-Schubert-Str. 4
76829 Landau
Tel.: 06341-1412-0

Ertlhof
Prienerstraße 17
83253 Rimsting
Tel.: 08051-69020
Fax: 08051-690299

Therapiezentrum für psychosoziale Rehabilitation
Maximiliamshöhe
Jakob-Herz-Str. 3
95445 Bayreuth
Tel.: 0921-80029-0
Fax: 0921-80029-150
Internet: www.maxi-bayreuth.de

Weitere Adressen von passenden Einrichtungen finden Sie auf folgenden Internetseiten:

www.dgkjp.de/kjp-verz-liste.htm
www.kliniken.de
www.kte-ag.de/kliniken/index.html
www.suchthilfe.de/kliniken/bundesuebersicht.htm
www.therapiehilfe.de (Hamburg und Schleswig-Holstein)
www.therapiehilfe-bremen.de

Adressen der Angehörigengruppen psychisch Kranker über:

Familien-Selbsthilfe Psychiatrie / Bundesverband der Angehörigen psychisch Kranker e.V. (BApK)
Am Michaelshof 4 b
53117 Bonn
Tel.: 0228-632646
Fax: 0228-658063
E-Mail: bapk@psychiatrie.de; beratung.bapk@psychiatrie.de
Internet: www.bapk.de

Weitere wichtige Internetseiten:

www.internet-notruf.de
www.prevnet.de
www.psychiatrie.de
www.selbstmord.de
www.suicideinfo.org

Ausstiegs- und Check-yourself-Programme finden Sie unter:

www.drogen-und-du.de
www.droginfo.com/pages/haschguiden/Tysk%20Guide.htm
www.drugcom.de (»Check yourself«)
www.drugcom.de/qts/jsp/public/qts_frame.jsp (»Quit the Shit!«)
www.partypack.de
www.realize-it.org
www.therapiehilfe.de/grassfrei